Christina Pielken

Burnout
verstehen

All denjenigen gewidmet, die sich aufmachen.
Die die Idee haben, es könnte auch leichter gehen.
Die den Mut verspüren, einen ersten Schritt zu tun
und sich und anderen zu helfen.

Christina Pielken

Burnout verstehen

Hilfe für Angehörige und Freunde

nymphenburger

Inhalt

Inhalt

Vorwort

Ein Ratgeber oder Leitfaden kann Informationen liefern und Anregungen geben. Viel wichtiger aber ist dann die Umsetzung. Gelingt es, etwas vom Gelesenen in den Alltag zu transferieren und tatsächlich eine spürbare Erleichterung zu erfahren? Den ersten Schritt dazu haben Sie getan. Sie haben sich ein Buch besorgt, das Sie auf drei Ebenen unterstützt:

1. Sie erhalten in komprimierter Form Informationen rund um Burnout. Das Verstehen bzw. Wiedererkennen von Symptomen und Verhaltensweisen hilft Ihnen, die Geschehnisse um Sie herum, Ihre eigenen Reaktionen und die Ihres Angehörigen oder Freundes besser nachvollziehen zu können.

2. Sie erlernen wirksame Möglichkeiten, den Betroffenen zu begleiten und zu unterstützen und Ihre Beziehung zueinander aufrechtzuerhalten.

3. Sie bekommen praktische Hilfsmittel an die Hand, um selbst gut für sich zu sorgen und sich in dieser Phase der Belastung zu stabilisieren.

Abgerundet wird dieses Informationspaket durch einen Serviceteil, in dem Sie die Auflistung hilfreicher Adressen online und weiterführende Literatur finden. Beginnen Sie mit dem Buch an der Stelle, die Sie als Erstes anspricht, wo

Sie der Schuh gerade am stärksten drückt. Sie werden Fall- und Umsetzungsbeispiele finden. Der besseren Lesbarkeit halber wird durchgängig vom Betroffenen, dem Therapeuten, vom Berater die Rede sein – hier ist generell die Betroffene, die Therapeutin, die Beraterin mit eingeschlossen und seitens der Autorin wertgeschätzt. Ich wünsche Ihnen Anregung, gute Unterstützung im Außen und vor allem erste Umsetzungsschritte. Bleiben Sie dran – für sich und für Ihren Angehörigen oder Freund.

Herzlich
Christina Pielken

Burnout: ein Überblick

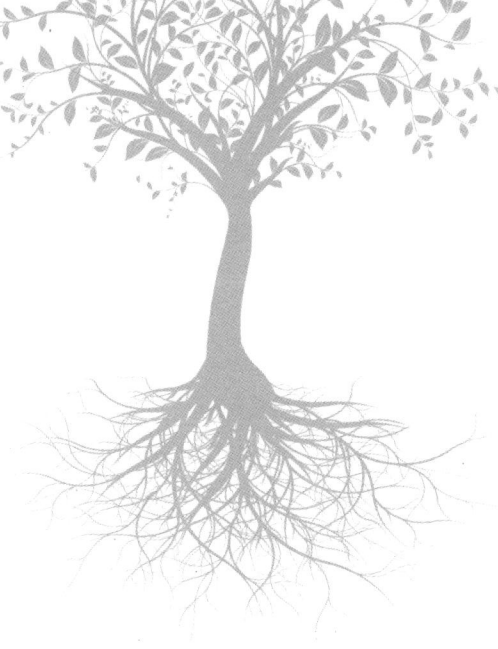

M achen Sie sich Sorgen um einen Angehörigen oder einen Freund? Sie bemerken, wie der andere sich zurückzieht, seine Interessen vernachlässigt, schlecht schläft oder nur noch von der Arbeit redet? Vielleicht haben Sie auch einen Kollegen oder einen Mitarbeiter, der neuerdings reizbar geworden ist und sein Pensum nicht mehr so schafft, wie Sie es von ihm gewohnt sind. Der unkonzentriert wirkt oder sich in Ausflüchten verliert. Der häufig über diffuse Rückenschmerzen oder allgemeines Unwohlsein klagt. Eventuell sind es auch Sie selbst, der sich im Hamsterrad gefangen sieht und der bemerkt, dass die Kräfte zu schwinden beginnen und die Spannkraft nachlässt.

Im Folgenden finden Sie das Basismaterial, um besser zu verstehen, was Burnout ist. Hier können Sie sich einlesen und grundlegende Informationen sammeln rund um die Diskussion, ob Burnout nun eine Krankheit ist oder nicht, wie aussagekräftig derzeit statistische Erhebungen sind, welche Symptome und Entwicklungsphasen ein Burnout-Geschehen auszeichnen und was mögliche auslösende Faktoren für ein solches sein können. Sie erfahren etwas über Stress, Ressourcen und Resilienz und welche Umstände Ihnen (und den Betroffenen) helfen, Belastungen besser zu verkraften. Praktische Orientierungshilfen zu therapeutischen Möglichkeiten runden das Informationspaket ab. Und schließlich erhalten Sie Anregung rund um die Frage, ob und wie Burnout auch eine Chance für die Betroffenen sein kann.

Was ist Burnout?

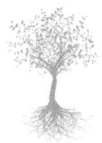

Burnout ist mitten unter uns. Diese Erkrankung ist in der Gesellschaft angekommen. Es gibt kaum jemanden, der nicht einen betroffenen Angehörigen hat oder im Freundes- bzw. Kollegenkreis jemanden kennt, der darunter leidet. Um es gleich vorwegzunehmen: Im Katalog der international gültigen Krankheiten, auf dem auch das Abrechnungssystem unserer Krankenkassen basiert, kommt Burnout als Diagnose aktuell nicht vor. Einzig als Symptom des „Ausgebranntseins" ist er zu finden. Ärzte und Therapeuten müssen ihn daher mit anderen Diagnosen kombinieren, um umfangreichere Maßnahmen zu rechtfertigen.

Das Diagnosesystem ICD

Jeder Arzt oder Therapeut ist zunächst darum bemüht, eine Diagnose zu erstellen. Als Grundlage hierfür und dann auch der Abrechnung wird die ICD (International Statistical Classification of Diseases and Related Health Problems) verwendet, ein statistisches Klassifikationssystem der WHO (World

Health Organisation – Weltgesundheitsorganisation). Im Lauf der Jahrzehnte gab es Aktualisierungen dieser Katalogisierung: Die weltweite Erhebung und Erforschung von Krankheiten unterliegt ständigen Veränderungen und Anpassungen.

Aktuell ist in Deutschland die ICD-10-GM verbindlich, in Österreich die ICD-10-BMG. Enthalten ist das Kapitel F, in dem die „Psychischen und Verhaltens-Störungen" aufgelistet sind, die ein Arzt diagnostizieren und damit auch abrechnen kann. Burnout findet sich darin nicht – dafür müssen Therapeuten derzeit auf Kapitel Z zurückgreifen, in dem keine Krankheiten gelistet sind, sondern „Personen, die das Gesundheitswesen aus sonstigen Gründen in Anspruch nehmen". Hier gibt es unter der Ziffer Z 73 (Probleme mit Bezug auf Schwierigkeiten bei der Lebensbewältigung) das Symptom, nicht die Krankheit: „Ausgebranntsein [Burn-out]". Um Maßnahmen wie einen Klinikaufenthalt zu rechtfertigen und auch abzurechnen, bedarf es einer Zusatzdiagnose, z. B. der der Depression.

Bei statistischen Erhebungen zu Burnout als Krankheit ist also Vorsicht geboten, da vermutlich ein Gutteil der tatsächlich von Burnout Betroffenen gar nicht in dieser jeweiligen Erhebung erfasst ist. Das kann z. B. folgende Gründe haben:

- Die therapeutische Abrechnung und Behandlung erfolgte als „Depression".

- Der Betroffene hat keine therapeutische Hilfe über das System der Krankenkassen in Anspruch genommen.
- Der Betroffene hat medizinische Hilfe zu körperlichen Symptomen aufgesucht.
- Der behandelnde Psychiater schließt Burnout als Diagnose aus, da es sich bei der um Hilfe suchenden Person nicht um den klassischen Personenkreis (Arbeit) handelt oder er generell die Diagnose Burnout ablehnt.

Mit der aktuellen Version der ICD gibt es also auf medizinischer und psychotherapeutischer Seite keine eindeutige Lage. Durch die weltweite Zunahme des Erschöpfungssyndroms und der Erschöpfungsdepression wurde aber der Ruf nach einer neuen Einteilung in diesem Klassifikationssystem laut und die Weltgesundheitsbehörde (WHO) hat reagiert. Die kommende ICD-11 tritt am 1. Januar 2022 in Kraft – wann die deutsche und ab wann eine verbindliche Modifikation kommt, ist momentan nicht bekannt.

Auch künftig wird sich Burnout nur im Zusatzbereich finden. Neu wird sein, dass er nun als Syndrom beschrieben wird – also als Ansammlung von Symptomen mit Krankheitswert. Die englische Fassung lautet sinngemäß: „Burnout ist ein Syndrom, das aus nicht bewältigtem chronischem Stress am Arbeitsplatz hervorgeht. Es ist charakterisiert in drei Dimensionen:

- Gefühle von abnehmender Energie oder Erschöpfung.
- Zunehmende geistige Distanzierung zum Job oder

Gefühle von Negativität oder Zynismus in Bezug auf die Arbeit.

- Reduzierte Leistungsfähigkeit/Rückgang an Effizienz in der beruflichen Tätigkeit."

Und als wichtiger Zusatz wird betont: „Burnout bezieht sich in spezifischer Weise auf den Kontext Beruf und sollte nicht als Diagnose verwendet werden, um Erfahrungen, die in anderen Lebenssituationen entstehen, zu beschreiben." Das widerspricht dem gelebten Alltag von Therapeuten, die mit Betroffenen zu tun haben, die die Erkrankung nicht ausschließlich aus dem beruflichen Umfeld heraus entwickeln. Auch Schüler, Mütter oder Menschen, die Angehörige pflegen, können einen Burnout entwickeln.

BURNOUT IN DER WHO

Im offiziellen Katalog der Krankheiten wird es Burnout als Krankheit bzw. als Syndrom frühestens ab 2022 geben – allerdings ist die dortige Definition eng an das Berufserleben gebunden und nicht in den Kanon psychischer Erkrankungen eingereiht. Durch die zahlreichen diagnostischen Einschränkungen wird es Therapeuten eher erschwert, Burnout als solchen zu diagnostizieren und abzurechnen.

Ein komplexes Geschehen

Burnout ist nicht plötzlich da, sondern entwickelt sich häufig schleichend und zunächst unbemerkt. Zwischen den einzelnen Phasen können Monate und Jahre vergehen. Fachleute bringen bis zu 130 verschiedene Symptome mit Burnout in Verbindung. Er ist ein vielgestaltiger Prozess, der sich mit verschiedenen Gesichtern zeigen kann. Jeder Mensch wird ein individuelles Beschwerdebild entwickeln. Sie kennen das aus Ihrem Alltag: Es gibt Menschen, die eher zu Atemwegsinfekten neigen, und andere haben es schnell an der Verdauung oder entwickeln Kopfschmerzen. Auch den Burnout begleiten verschiedene körperliche Symptome. Wichtig ist, ärztlich abklären zu lassen (!), ob nicht andere Ursachen hinter Symptomen wie Abgeschlagenheit, erhöhter Infektanfälligkeit und Konzentrationsschwierigkeiten stecken wie z. B. eine Schilddrüsenunterfunktion, Diabetes oder ein Vitaminmangel.

Die typischen Merkmale

Generell lassen sich die Symptome auf vier Ebenen beschreiben: auf der der Emotion, des Denkens, des Soziallebens und auf der körperlichen Ebene. Folgende Beispiele verdeutlichen das:

1. EMOTIONALE EBENE

- verminderter Selbstwert
- diffuse Angst
- distanziertes Erleben
- Stimmung wechselt schnell
- Gereiztheit
- Entmutigung
- Gefühl der Sinnlosigkeit
- erlebter Zeitdruck
- Widerwillen gegen die Arbeit

2. KOGNITIVE EBENE

- Konzentrationsmangel
- Gedächtnisschwierigkeiten
- Nervosität
- Gedanken springen
- Leistungsniveau sinkt
- Entscheidungen fallen schwer
- Grübelei
- Abschalten fällt schwer

3. SOZIALE EBENE

- Vernachlässigung von Freundschaften
- Rückzug
- Sport und Hobbys werden reduziert
- Gleichgültigkeit gegenüber anderen
- Zynismus gegenüber anderen

4. KÖRPERLICHE EBENE

- erhöhte Infektanfälligkeit
- Kopf-, Rücken, Nacken-, Magenschmerzen
- Durchfall
- Erschöpfung
- Schlafprobleme
- Schwindel
- Tinnitus

Nicht selten versuchen Betroffene, die Symptome durch Alkohol und Drogen zu kompensieren. Je nach Entwicklungsstadium ist auch folgendes Bewältigungsmodell zu beobachten: Morgens und über den Tag verteilt wird Kaffee getrunken und/oder es werden Aufputschmittel eingenommen, um mehr Leistung erbringen zu können. Abends kommen Beruhigungsmittel zum Einsatz, um wieder herunterzukommen.

Die Entwicklungsphasen

Ich stelle Ihnen die Entwicklung der Erkrankung in vier Phasen vor. Dies soll als Hilfestellung dienen, ungefähr einschätzen zu können, in welcher Lage Sie oder Ihre Angehörigen und Freunde sich befinden. Die Grenzen zwischen den einzelnen Phasen können dabei fließend sein.

BURNOUT ALS ENTWICKLUNGSPROZESS

Burnout wurde 1974 als Begriff von Herbert Freudenberger, einem New Yorker Psychoanalytiker, zum ersten Mal eingeführt, nachdem er körperliche und seelische Schwierigkeiten bei Mitarbeitern einer Hilfsorganisation, in der er tätig war, festgestellt und diese mit dem inneren Bild eines brennenden Hauses verglichen hatte. Seitdem wurde der Entwicklungsprozess der Erkrankung von nachfolgenden Untersuchern in verschiedene Phasen eingeteilt. Auch hier gibt es bis heute keine allgemeingültige Festlegung. Manche Autoren und Wissenschaftler sprechen von drei Phasen, andere von sieben und so weiter. Eines eint jedoch alle Ansätze: Ein Burnout tritt nicht unvermittelt auf, vielmehr handelt es sich um einen häufig langwierigen Prozess, der zudem individuell verschiedene Ausprägungen haben kann.

PHASE 1: SICH BEWEISEN UND VERSTÄRKTER EINSATZ

Burnout-gefährdete Menschen haben eine ausgeprägte innere Motivation. Sie stecken sich hohe Ziele, sind engagiert und erleben sich als unentbehrlich in der Arbeit; Überstunden gehoren zur Tagesordnung. Sie haben das Gefühl, ständig zu wenig Zeit zu haben, und schränken in dieser Phase bereits ihre sozialen Kontakte ein. Die Arbeit, das Projekt, geht vor und wird auch mit nach Hause genommen. Die eigenen Bedürfnisse werden nicht bemerkt oder zurückgestellt. Unzufriedenheit stellt sich ein, das Gefühl, nicht genug zu leisten oder nicht genügend Anerkennung zu erhalten. Der Schlaf leidet. Müdigkeit macht sich breit, die sich auch in der Freizeit nicht mehr ausgleichen lässt.

PHASE 2: ENTTÄUSCHUNG UND FRUSTRATION

Das Hamsterrad dreht sich weiter, Enttäuschung und die eigene Entfernung von sich selbst werden verdrängt. Desillusionierung greift Platz, Erfolge stellen sich entweder nicht ein oder werden nicht wahrgenommen. Die Sinnhaftigkeit des eigenen Tuns wird in Frage gestellt. Es kommt zunehmend das Gefühl auf, in der Arbeit ausgebeutet zu werden. Widerwille und Überdruss wachsen. Gründe für die Erschöpfung werden im Außen gesucht. Die Bezahlung der Arbeitsleistung wird eine Hauptmotivation. Das berufliche Engagement lässt nach, Krankschreibungen und Fehlzeiten nehmen zu.

Es wird versucht, stressbedingte Erkrankungen medikamentös in den Griff zu bekommen. Alkohol und Drogen werden genutzt, um Abstand zu gewinnen oder die gefühlte Energielosigkeit auszugleichen. Ein distanzierter, kühlerer Ton gegenüber Mitarbeitern, Schülern und Kollegen setzt ein, bis hin zu Zynismus und/oder Gleichgültigkeit. Es mangelt deutlich an Einfühlungsvermögen anderen gegenüber. Eifersucht, Konflikte und Partnerschaftsprobleme nehmen zu. Betroffene bewegen sich gedanklich in Lebensphantasien für die entfernte Zukunft.

PHASE 3: INNERE LEERE UND VERZWEIFLUNG

Grübeleien, Stimmungsschwankungen, Schuldgefühle, geringe Selbstachtung, zunehmende Verbitterung und Ohnmachtsempfinden kennzeichnen diese Phase. Die Ermüdung wächst, Betroffene haben wiederholt das Gefühl von Schwäche und Kraftlosigkeit. Konzentrations- und allgemeine Leistungsfähigkeit sind reduziert. Es fällt schwer, den täglichen Verpflichtungen nachzukommen. Zwischenmenschliche Konflikte und sozialer Rückzug nehmen weiter zu. Ungeduld, Verminderung an Toleranz, Reizbarkeit und Misstrauen begleiten Betroffene.

Ärger macht sich breit und das Gefühl einer inneren Leere. Nicht nur in der Arbeit, auch im Privatleben ist die emotionale Belastbarkeit deutlich reduziert. Innere Unruhe und Rastlosigkeit gesellen sich dazu und Ausstiegsphantasien werden entworfen. Es ist die Phase der inneren Kündigung.

PHASE 4: UMFASSENDE ERSCHÖPFUNG UND NEGATIVITÄT

Diese Phase ist meist gekennzeichnet von völliger Erschöpfung. Entscheidungen fallen schwer. Starke Konzentrations- und Gedächtnisprobleme liegen vor, sowie die Unfähigkeit, komplexe Aufgaben zu bewältigen. Die Eigeninitiative nähert sich dem Nullpunkt an, es herrscht ausgeprägtes Schwarz-Weiß-Denken vor. Soziale Kontakte sind auf das absolut Notwendige reduziert, persönliche Gespräche werden vermieden, und Gleichgültigkeit macht sich breit. Betroffene können sich sehr einsam fühlen. Die innere Leere kann begleitet sein von Angstgefühlen oder Panikattacken. Meist gesellt sich in dieser Phase eine Depression hinzu (vgl. S. 22 f.).

Der Schlaf ist schlecht, körperliche Symptome nehmen deutlich zu: Das Immunsystem wird schwächer, die muskuläre Anspannung nimmt zu. Rücken- und Kopfschmerzen ohne organischen Befund, Übelkeit und Verdauungsprobleme, Herzrasen, sexuelle Unlust und eine deutliche Veränderung der Ernährungsgewohnheiten können Phase 4 begleiten. Eine negative Lebenseinstellung und Verzweiflung nehmen zu. Verstärkte Einnahme von Alkohol, Genussmitteln, Medikamenten und Drogen.

ACHTUNG: Diese Phase stellt einen medizinischen Notfall dar. Sowohl die begleitende Depression – Selbstmordabsichten sind möglich! – als auch die körperlichen Symptome gehören in Behandlung (vgl. S. 19).

Unbehandelt gehen Betroffene in Phase 4 dem vollständigen körperlichen und seelischen Zusammenbruch entgegen: der ultimativen Erschöpfung. Oder wenn man in Freudenbergers Bild bleiben möchte: Das Haus brennt zunächst lichterloh und dann aus.

Der Unterschied zur Depression

Burnout und Depression sind zwei unterschiedliche Erkrankungen, allerdings kann sich zum Burnout eine Depression hinzugesellen. Viele Symptome der beiden Erkrankungen überschneiden sich. Was unterscheidet sie dann? Ein Fallbeispiel macht die diagnostische Abgrenzung greifbar.

Anna

Die 27-jährige Anna ist in einer kleinen Gemeinde mit zwei Geschwistern aufgewachsen. Sie ist die Erste der Familie, die sich nicht in der nahen Kreisstadt nach Arbeit umgesehen, sondern nach dem Studium und einer ersten Anstellung in ein international tätiges Unternehmen der Logistikbranche in der eineinhalb Stunden entfernten Großstadt beworben hat. Dort zieht sie in eine Zweier-WG ein und versteht sich von Anfang an gut mit ihrer Mitbewohnerin. Alles lässt sich zunächst gut an. Am Wochenende fährt Anna nach Hause zu Eltern und Geschwistern. Nach sechs Monaten bewirbt sich ihre Mitbewohnerin auf eine Stelle nach Schweden und zieht aus. Es findet sich schnell eine Nachfolgerin, die die WG übernimmt. Sie ist freundlich, pflegt aber einen anderen Lebensrhythmus als Anna. Die Neue geht gern aus, feiert viel und hat wenig Muße zu einem gemeinsamen Gespräch in der Wohnküche.
Parallel verschärft sich in der Arbeit der Umgangston. Ein weiterer großer Auftraggeber will bedient werden, zwei Kollegen

werden versetzt, die Stellen nicht nachbesetzt. Die vorübergehende Abteilungsleitung ist an anderer Stelle eingespannt und manche Kollegen spekulieren auf den Abteilungsleiterposten. Anna fühlt sich unter Druck. Die beiden freundlichen Kollegen, die noch bis vor Kurzem in ihrer Abteilung arbeiteten, waren eine große Unterstützung für sie. Hier konnte sie jederzeit Fragen stellen und sich rückversichern. Denn auch nach einem Jahr im Unternehmen fühlt sie sich noch nicht sicher in den Abläufen. Es mangelt ihr an Routine. Ihr ist nicht ganz klar, was und wie viel von ihr erwartet wird. Die vorübergehende Abteilungsleitung kennt sie nicht. Alle stehen unter Druck und sie hat den Eindruck, dass manche im Team sich gegen sie verschworen haben.

Die Wochenenden strengen sie zusätzlich an. Die Fahrten zu den Eltern, die nervenaufreibenden Fragen dort und dann der Sonntagabend allein zu Hause. In der Großstadt hat sie nun niemanden mehr, mit dem sie reden kann. Sie fühlt sich einsam. Wie wird sie die nächste Woche schaffen? Reicht das aus, was sie tut, um sich im Team zu profilieren? Soll sie doch wieder zurück in ihre Kleinstadt gehen? Abends schläft sie schlecht ein, geht noch einmal alle Abläufe und Schriftstücke des Tages in Gedanken durch. Frühstücken fällt schwer, da sie morgens mit einem unguten Gefühl im Magen aufwacht und abends ist sie zu müde und abgekämpft, um sich etwas Gutes zuzubereiten. In der Arbeit versucht sie weiterhin freundlich zu den Kolleginnen zu sein, obwohl sie den Eindruck hat, nicht erwünscht zu sein. Sie arbeitet doppelt hart, um ja nicht zu Feierabend etwas unerledigt liegen zu lassen. Doch die Konzentration fällt zunehmend schwer im Großraumbüro.

Haben Sie die nachlassende Konzentration, die Angespanntheit, die Einschlafstörung bemerkt? Drei Teile eines größeren Puzzles, das sich Burnout nennt. Anna verspürt noch Antrieb in sich: Sie verstärkt ihre Bemühungen, kontrolliert zu Feierabend gedanklich die Schriftstücke des Tages und entwickelt einen Plan B: Im Kopf spielt sie bereits ein Ausstiegsszenario durch – bewerben auf eine andere Stelle oder Rückkehr ins Elternhaus. Wo tritt da nun deutlicher die Depression hervor?

Anna (Fortsetzung)

Anna fühlt sich zunehmend kraft- und mutlos. Sie hat das Gefühl, doppelt so viel Schlaf zu brauchen als sonst, und steht nicht erholt auf. Früher hatte sie morgens immer gut Schwung, um in den Tag zu starten. Jetzt fühlt sie sich abgeschlagen und würde am liebsten für den Rest des Vormittags die Decke über den Kopf schlagen. Die besorgten Nachfragen der Eltern wehrt sie fadenscheinig ab. Mit der Freundin in Schweden telefoniert sie nicht mehr, zu sehr strengt sie deren euphorische Schilderung der neuen Lebensumgebung an. Der Appetit ist weg und zum Einkaufen hat sie wenig Lust. Sie hat keine Idee, was sie sich zubereiten könnte.

In der Arbeit hält sie mühsam die Fassade am Schreibtisch aufrecht, kann sich aber kaum auf die anfallenden Tätigkeiten konzentrieren. Braucht gefühlt doppelt so lange, um eine Aufgabe so weit zu bringen, um den nächsten Arbeitsschritt anzustoßen. Sie fühlt sich sehr einsam und von den Kollegen nicht angenommen. Fragen diese nach, ob sie mittags mit in die Kantine kommt, lehnt sie ab. Vermeintlich laute und lustige Gespräche sind ihr nun ein Graus.

Erschöpfung, Schlafstörungen, Niedergeschlagenheit sind Symptome, die sich sowohl bei einem Burnout als auch bei einer Depression finden. Bei Anna liegt jetzt aber eine allgemein deutlich gedrückte Stimmung vor, die alle Lebensbereiche umfasst. Konzentrationsschwierigkeiten, vermindertes Selbstwertgefühl, Unlust, Mutlosigkeit, Appetitlosigkeit, Abkapselung kommen hinzu. Hier hat sich zum Burnout-Prozess eine Depression gesellt. Burnout ist an auslösende Ereignisse – im Inneren und im Außen (vgl. S. 30) – gebunden, während Depression ohne nachvollziehbaren Auslöser im Außen entstehen kann.
Burnout-Betroffene kämpfen oder haben – je nach Schweregrad – einen Kampf hinter sich. Anna kämpft darum, in der Großstadt Fuß zu fassen, deswegen hat sie sich bewusst für eine Wohngemeinschaft entschieden und darum, am Arbeitsplatz anerkannt zu werden und sich gut einzuarbeiten. Das findet man bei einer reinen Depression in der Regel nicht, diese beginnt direkt mit einer allgemeinen Freud- und Lustlosigkeit, gepaart mit vermindertem Antrieb.

Hier liegt ein wesentlicher Unterschied vor, weshalb der reine Burnout einen anderen therapeutischen Zugang und Ansatz erfordert als die Depression (ab S. 44).

Das sollten Sie über Depression wissen:

- Das Diagnosesystem (ICD) unterscheidet Depression in drei Stufen bzw. Schweregrade: leichte, mittlere und schwere depressive Episode, wobei die Beschwerden mindestens zwei Wochen vorliegen müssen.
- Depressionen können organische, körperliche Ursachen haben – erfordern also eine Abklärung durch den Facharzt!
- Unbedingt zu beachten ist die mögliche Suizidalität – Selbstmordabsichten!
- Eine Depression kann sich auch über vermehrte körperliche Symptome zeigen.
- Es gibt auch eine Form der Depression, man nennt sie agilitierte Depression, die sich durch motorische Unruhe und Bewegungsdrang auszeichnet. Hierbei können sich Unruhe, hektisches Verhalten und Getriebenheit zeigen im Gegensatz zum üblichen verminderten Antrieb bei einer Depression.

Zusammenfassend lässt sich sagen: Burnout ist nicht gleich Depression. Eine Depression kann sich im Lauf des Burnout-Geschehens aber dazugesellen. Je tiefer bzw. weit fortgeschritten der Burnout ist, desto höher ist die Wahrscheinlichkeit einer begleitenden Depression. Als Laie ist es schwer zu unterscheiden, inwieweit eine Depression vorliegt und welchen Schweregrad diese hat.

Sonderform Boreout

Medizinisch nicht klassifiziert, aber in Medien und Literatur beschrieben als Sonderform des Burnout ist der Boreout, eine Ausprägung, die eher einen kleinen Anteil derer ausmacht, die unter einer berufsbezogenen Belastung leiden. Die Symptome ähneln denen des Burnout: u. a. Kopfschmerzen, Schlaflosigkeit, Schwindelgefühle, Infektanfälligkeit, Tinnitus, Beschwerden des Magen-Darm-Trakts, Reizbarkeit, Konzentrationsprobleme. Betroffen sind häufig gut ausgebildete Angestellte in großen Unternehmen, die inhaltlich unterfordert sind oder schlichtweg auf ihrem Posten zu wenig zu tun haben. Sie können sich nicht mit ihrer Tätigkeit identifizieren, haben aber auf der anderen Seite einen hohen Anspruch an sich, sich wertvoll einzubringen. Eine Veränderung im Unternehmen oder eine Kündigung kommt für sie häufig nicht in Frage. Das sichere Einkommen, der hohe Lebensstandard, finanzielle Verpflichtungen und vermeintliches Ansehen lassen sie auf dieser Stelle verharren. Dies vermehrt den Stress und führt auf Dauer zu inneren Konflikten.

Boreout-Betroffene entwerfen eine Scheinwelt: machen Überstunden, obwohl wenig zu tun ist, vermitteln Kollegen den Eindruck, beschäftigt zu sein, hasten etwa durch die Gänge oder klagen über die hohe Arbeitslast. Weitere Strategien können sein: Kundtun, dass man so viel zu tun hat und sogar Arbeit am Abend noch mit nach Hause nehmen muss. Zusätzliche Aufgaben ablehnen wegen angeblicher Überlastung. Die Präsenzzeit im Büro sinnlos verlängern: als Erster morgens anwesend sein und abends spät gehen. Die Aufrechterhaltung dieses scheinbaren Beschäftigungszustandes kostet Kraft und erzeugt einen hohen Stresspegel. Über kurz oder lang gesellt sich eine Erschöpfung dazu, verstärkt durch die wahrgenommene Sinnlosigkeit des eigenen Tuns. Schreitet der Prozess voran, lassen Konzentrationsstörungen das Erledigen auch einfacher Aufgabenstellungen nicht mehr zu. Der Boreout-Erkrankte kann die gleichen (auch körperlichen) Symptome erleiden wie der Burnout-Betroffene. Die Belastung ist hier die Angst vor der Kündigung, z. B. durch Wegrationalisierung des Arbeitsplatzes, Angst vor finanziellem Verlust, sinnloses Tun. Auch ein hochbegabter Schüler, dessen Talent auf Dauer nicht erkannt oder gefördert wird, kann sich in so einer Situation wiederfinden. Er fällt dann evtl. durch unsoziales Verhalten auf, hat Konzentrationsprobleme und Schwierigkeiten mit scheinbar einfachen Aufgaben, zieht sich zurück.

Wo die Ursachen liegen

Eine wichtige Grunderkenntnis ist: Der Burnout wird nicht ausschließlich aus dem berufsbezogenen Blickwinkel betrachtet, sondern vielmehr aus einem belastungsbezogenen heraus! Folgende Fragen spielen hier eine Rolle: Was ist Stress und warum kommen manche Menschen mit Stress besser zurecht als andere? Und welche Rolle könnte Sinn im Leben dabei spielen?

Wen es trifft

Während in den 1970er-Jahren Burnout als Begriff hauptsächlich rund um Pflegeberufe bzw. medizinisches Personal Verwendung fand, ist das Syndrom heute bereits bei über 60 verschiedenen Personen- und Berufsgruppen beschrieben (eine Auflistung findet sich bei Matthias Burisch, 2014). Burnout durchzieht alle Branchen. Selbständige, Angestellte und Führungskräfte können betroffen sein. Die Sozialarbeiterin, der Fluglotse, die Lehrerin, der Musiker und die Unternehmensberaterin sind nur eine kleine Auswahl. Arbeitslose, Mütter oder Väter, Ehepartner, Studenten und Rentnerinnen können genauso betroffen sein. Michael Schulte-Markwort (2016) macht uns auf Burnout bei Kindern und Jugendlichen aufmerksam. Aus meiner Praxis kann ich von immer mehr jungen Erwachsenen (unter 30) berichten, die in der Stress- oder Lebensfalle gefangen sind. Burnout findet sich quer durch alle Bevölkerungsgruppen, Bildungs- und Altersschichten und betrifft nicht nur Berufstätige.

Äußere und innere Faktoren

Äußere Faktoren von A bis Z können sein:

Agiles Arbeiten, Arbeitsflut, Arbeitslosigkeit, Arbeitsüberlastung, Beziehungsstress, Beurteilungsgespräch, Beförderung, digitaler Wandel, Dokumentationspflicht, Ertragsorientierung, fehlende Anerkennung, Großraumbüro, Hausbau, Konkurrenzdruck, Kosteneinsparung, Kündigung, Multitasking, Omnipräsenz, permanente Erreichbarkeit, Personalmangel, Pflege Angehöriger, Prozessbeschleunigung, Reizüberflutung, Ressourcenmangel, Scheidung, Schulden, schwere Erkrankung im näheren Umfeld, Sparzwänge, Termindruck, Überforderung, Umsatzverluste, Umstrukturierung, Ungewissheit, unsichere Beschäftigungslage, Vereinzelung, Versetzung, Zeitdruck.

Führen diese äußeren Faktoren automatisch zum Burnout? Ein klares Nein! Während der eine es genießt, nach der Beförderung nun endlich Personalverantwortung zu haben, steht ein anderer als Chef unter großer Anspannung. Alles soll perfekt sein, kein Fehler darf ihm passieren. Einige dieser äußeren Faktoren lassen sich durch Handlungen direkt ein Stück weit entkräften: Der Arbeitnehmer, dem die fristlose Kündigung mitgeteilt wurde, kontaktiert einen Fachanwalt für Arbeitsrecht. Die überforderte Sachbearbeiterin belegt direkt intern einen Sprachkurs, nachdem sie von der Umstellung der Konzernsprache auf Englisch gehört hat, und das Paar selbständiger Grafiker erkundigt sich nach ambulanten Pflegediensten, nachdem die Schwiegermutter in der Nachbarwohnung pflegebedürftig geworden ist. Der Druck wächst, wenn mehrere äußere Faktoren zusammenkommen. Aber auch das erklärt nicht allein den Beginn eines Burnout-Geschehens. Es muss zusätzlich innere Faktoren geben, die den Entstehungsprozess schüren. Auch hier gibt es einen bunten Strauß an möglichem Brennmaterial:

Zu inneren Faktoren von A bis Z zählen:
Ablehnung lebenslang zu lernen, Ärger, Angepasstheit, Angst vor Ablehnung, ausgeprägter Gerechtigkeitssinn, Bedürfnislosigkeit, Bedürfnisse anderer dauerhaft über die eigenen stellen, Ellbogenmentalität, Einsamkeit, Energielosigkeit, Freudlosigkeit, Gedankenspirale, Gefühl von Sinnlosigkeit, Gehemmtheit, Hilflosigkeit, Hoffnungslosigkeit, innere Leere, innerer Widerstand, Kontroll-

bedürfnis, Leidenschaftslosigkeit, Lieblosigkeit, Mangel an Erholung, mangelndes Selbstbewusstsein, Neid, Ohnmachtsgefühl, Perfektionismus, Pessimismus, Pflichtgefühl, Rastlosigkeit, starke Fassade zeigen, Schlafmangel, Schmerzen, Schuldgefühle, Sicherheitsbedürfnis, Sorgen, Starre, Trägheit, Überforderung, Überfürsorglichkeit, Überschätzung, Unehrlichkeit, Unflexibilität, ungesunder Lebensstil, Unlust, Unmotiviertheit, Verbitterung, Wunschlosigkeit, Wut, Ziellosigkeit, Zögerlichkeit, Zynismus.

Nicht nur für Ihren Angehörigen, auch für Sie selbst lohnt sich jederzeit die Frage, inwieweit Sie sich in eine Spirale der Belastung hineinziehen lassen. Das Gute ist: Bei den inneren Faktoren haben wir schon mehr in der Hand. Das sind ja wir! Das Brennmaterial zum potenziellen Burnout lässt sich in gewisser Weise entschärfen. Wenn ich es also schaffe, meinen permanenten Drang zu Schuldgefühlen in den Griff zu bekommen, werden sich künftig die Anweisungen der Chefin für mich ganz anders anhören. Ich kann mir selbst gegenüber ein Stück weit ehrlicher sein, und wenn ich sehe, dass ich ein starkes Bedürfnis nach Anerkennung habe, werde ich das nach außen auch so benennen. Zudem werde ich vermutlich dann auch anderen mehr Anerkennung und Wertschätzung zollen, und am wichtigsten: irgendwann den Weg dahin schaffen, mich selbst anzuerkennen!

ÄUSSERE UND INNERE FAKTOREN ZEIGEN:

▶ *Die Ursachen von Burnout liegen in einer Kombination aus äußeren und inneren Faktoren.*
▶ *Manche äußeren Faktoren lassen sich wandeln.*
▶ *Innere Faktoren zeichnen sich durch eine grundsätzliche Wandlungsmöglichkeit aus.*

Um die inneren Faktoren wandeln zu können, sollte man sich zunächst bewusst machen, was uns alle – häufig unbewusst – bewegt und antreibt. Dazu braucht es einen tieferen Blick auf das, was Stress ist, wie Stress entsteht und welche Rolle „Resilienz" dabei spielt. Schließlich ist das Konzept der „Fünf inneren Antreiber" zum tieferen Verständnis wichtig.

Was ist eigentlich Stress?

Sind wir im Stress, laufen Prozesse in unserem Körper ab, auf die wir seit Urzeiten programmiert sind. Um uns Menschen herum lauerte Lebensgefahr, und so galt es, bei akuter Bedrohung (z. B. durch eine aufgeschreckte Bärenmutter oder durch eine giftige Schlange) innerhalb von Sekundenbruchteilen ein Programm abzuspulen: Flucht, Kampf oder

Starre. Unser Gehirn steuert diese Stressreaktion. Diese ist wichtig, um unsere Muskeln in kürzester Zeit zur Höchstleistung zu motivieren, die Atmung und den Herzschlag zu beschleunigen, die Sehleistung zu verstärken.

Damit diverse Vorgänge im Körper bei Bedrohungslage möglich sind, schickt das Gehirn als steuerndes Organ ein Stresshormon in die Blutbahn. Dieses regt wiederum die Nebennieren an, weitere Stresshormone freizusetzen. Heutzutage kämpfen wir selten mit dem wilden und angreifenden Tier. Da ist vielleicht die fauchende Chefin und der Abgabetermin, der uns im Nacken steht. Da ist der Druck, seine Mails heute noch abzuarbeiten und die U-Bahn zu erwischen. Was auch immer uns im Außen in Zugzwang bringt – wir reagieren mit diesem frühzeitlich angelegten Muster. Unser Körper wird vollgepumpt mit Stresshormonen, meist ohne, dass wir es bemerken. Er wird alle Energiereserven nutzen. Das führt langfristig zu Erschöpfung, kann einen Burnout befördern und im extremsten Fall im körperlichen Zusammenbruch münden.

Hier deutet sich bereits ein wichtiger Schlüssel an, um selbst nicht in einen Zustand des Burnout zu kommen. Unser Gehirn ist nämlich lernfähig, und zwar bis ins hohe Alter. Wichtig wird es also für Betroffene (und letztlich für uns alle) sein, nicht ausschließlich mit diesem uralten, erlernten Muster des Gehirns auf Anforderungen im Außen zu reagieren, sondern vermehrt auch andere Bereiche des Gehirns zu nutzen, denn diese anderen neuronalen Regionen bieten uns ein riesiges Potenzial an Möglichkeiten, Situationen zu bewältigen, ohne dabei voller Stresshormone zu sein. Übungen von Beratern, Verhaltenstherapeuten und Kinesiologen zielen z. B. auf so ein Lernen ab. Sind wir nicht im Stress, funktioniert unser Denken ganz anders: Es fallen uns Alternativen ein, wir finden zu kreativen Lösungen, wir kommen aus dem Schwarz-Weiß-Denken heraus. Wir finden in der Regel einen Weg, um mit unseren Problemen zurechtzukommen, und haben mehr Zugang zu den eigenen Emotionen.

Bei Stress spulen sich – häufig unbemerkt – urzeitliche Reaktionsmuster in uns ab. Manche Menschen können mit Stress besser umgehen als andere.

Resilienz und persönliche Ressourcen

Stress wird nicht von jedem gleich verarbeitet. Sie kennen das aus Ihrem Umfeld. Während die eine nach einem anstrengenden Tag in der Arbeit mit Freude am Abend noch zusätzlich einem Engagement im Verein nachgeht, ist der andere durch die Erkrankung seiner Partnerin im Dauerstresszustand, erschöpft und zu keinen weiteren Aktivitäten zusätzlich motivierbar. Resilienz ist dabei der Begriff, der beschreibt, wie wir alle nach einer Phase der Anspannung wieder in einen ausgeglichenen Zustand gelangen, wie wir mit Belastungen umgehen können.

Der Begriff Resilienz bezeichnet ursprünglich die Eigenschaft elastischen Materials, auch unter starker Spannung nicht zu zerreißen bzw. nach einer Phase der Ausdehnung wieder in seinen ursprünglichen Zustand zurückkehren zu können (lat. resilire – zurückspringen). Das können Sie sich vorstellen wie einen Badeschwamm. Der kann viel Wasser aufnehmen. Wenn Sie ihn zusammendrücken, wird es in ihm eng und kompakt und schließlich kehrt er wieder in seine ursprüngliche Form zurück. Wir Menschen haben grundsätzlich die Fähigkeit zur Resilienz, manche deutlich mehr als andere. Auch genetische Faktoren spielen eine Rolle. Das Wichtigste aber ist: Resilienz lässt sich erlernen bzw. steigern! Studien haben diverse Faktoren offengelegt, die ursächlich und begleitend wichtig sind, um sich resilient zu erleben bzw. die eigene Resilienz zu steigern.

BEGLEITENDE FAKTOREN VON RESILIENZ

Bindung an eine Bezugsperson (Netzwerk, Mentoring), Flexibilität, Bewusstsein für die eigenen Erfolge, Bereitschaft, um Hilfe zu bitten und diese dann auch anzunehmen, Empathie, Frustrationstoleranz, Lösungsorientierung, Optimismus.

Möchte man sich zunehmend resilienter erleben, kann es sich lohnen, sein Augenmerk auf Folgendes zu richten. Ein mögliches Umsetzungsbeispiel finden Sie jeweils nach dem Gedankenstrich:

- Sich ein soziales Netz schaffen – sich nach einem Mentor im Unternehmen umsehen oder selbst jungen Kollegen ein Ansprechpartner und Förderer sein.
- Die eigene Lernfähigkeit erhalten – welche Fortbildung könnte ich machen bzw. was würde mich unabhängig vom Beruf interessieren: eine Sprache, ein Tanzkurs?
- Den eigenen Körper wertschätzen und ihn gesund erhalten – sich zu einem Entspannungskurs anmelden oder regelmäßig in den Wald gehen (vgl. S. 110).
- Ehrlich mit den eigenen Emotionen umgehen – was löst das in mir aus, wenn mein eigener Vater an Demenz erkrankt? Woher kommt die Wut in mir?

Dadurch stärkt man ganz nebenbei seine Ressourcen, seine persönlichen Kraftquellen. Die wiederum helfen, die Resilienz zu steigern. Die meisten Menschen verfügen über ein kraftvolles Paket an Ressourcen, sie nehmen es allerdings kaum wahr. Stellen Sie sich vor, Sie haben in Ihrem Garten ein Edelsteinvorkommen einen Meter unter der Erde, wissen aber nichts davon, oder Sie haben zwar Kenntnis davon, kümmern sich allerdings nicht darum, denn der Rasen sollte mal wieder gemäht werden und die Hecke ist auch schon wieder so hoch.

Häufig braucht es jemanden von außen (einen Berater, einen Therapeuten), der Sie darauf aufmerksam macht, welche Edelsteine da bei Ihnen lagern und wie Sie diese an die Oberfläche bringen können. Dazu bekommen Sie gleichsam eine Ressourcen-Brille aufgesetzt und sehen nun einige Ihrer persönlichen Edelsteine: erfolgreich bewältigte Situationen aus Ihrer Vergangenheit, schöne Erlebnisse, Familienmitglieder, ein Anliegen, das schon lange in Ihnen schlummert, das Engagement für andere.

Die Fünf inneren Antreiber

„Ich bin im Dauerstress, habe aber keine Ahnung, was mich antreibt."
(Stefan Rogal, *1965, Autor, Herausgeber und Kolumnist)

Ein weiterer Schatz auf der Ebene der inneren auslösenden Faktoren, den Sie als Angehörige oder Freund heben können, ist die Kenntnis von den Fünf inneren Antreibern. Das Wissen um diese Antreiber kommt aus der Psychologie, genauer der Transaktionsanalyse: Sind Menschen in Kommunikation mit jemand anders, machen sich – insbesondere in Stress- und Konfliktsituationen – fünf generelle Antreiber bemerkbar. Die können Sie sich vorstellen wie eine unbewusste, innere Stimme, die unsere Denk- und Handlungsmuster leitet.

Die Fünf inneren Antreiber – mit Beispielen

● Sei perfekt!

Ernst ist überkorrekt, kontrolliert jede Akte zweimal und erwartet das auch von seinen Mitarbeitern.

● Streng dich an!

Sabine versucht mit allem Einsatz ihre Teilzeitstelle, den Haushalt und die Familie zu stemmen. Jetzt sind auch noch die Eltern erkrankt – da muss sie wohl mal eine Zeitlang die Zähne zusammenbeißen.

● Beeil dich!

Hektor findet kein Ende zu Feierabend. Seine To-do-Listen wachsen beständig, obwohl er doppelt Gas gibt, um sie abzuarbeiten. Rückmeldungen erwartet er rasch – am liebsten sofort. Verspätet eintreffende Korrekturabzüge bringen ihn zur Weißglut.

● Sei stark!

Stefanie lässt sich als neue Partnerin der Kanzlei ihre Unsicherheit nicht anmerken. Auch zu Hause erzählt sie möglichst nichts vom Erwartungsdruck des Senior-Inhabers und dem sarkastischen Tonfall zwischen den Kollegen. Das schnürt ihr innerlich den Hals ab.

● Mach's den anderen recht!

Martin ist sehr beliebt im Lehrerkollegium. Er übernimmt, ohne zu klagen, Vertretungsstunden, wenn Not am Mann ist, und versucht, stets aufmerksam und freundlich zu sein. Die Schüler haben schnell gemerkt, dass sie in ihm ein Opfer gefunden haben.

BEACHTEN SIE DABEI: Die Antreiber ergeben Sinn, wir brauchen sie ein Stück weit als innere Stimme auf unserem Entwicklungsweg und auch in unserem Erwachsenenleben. In „Sei perfekt" steckt als Möglichkeit auch die Fähigkeit, sorgsam und genau zu arbeiten, in „Streng dich an" verbirgt sich der Schatz von Durchhaltevermögen und Gründlichkeit. In „Beeil dich" steckt auch die Fähigkeit, Chancen zu nutzen und Dinge auf den Punkt zu bringen. „Sei stark" kann heißen, mehr Unabhängigkeit von der Meinung anderer zu haben, und „Mach's den anderen recht" birgt Freundlichkeit und Liebe am Tun für andere.

Schwierig wird es immer dann, wenn ein Antreiber oder mehrere von ihnen gleichzeitig unser Handeln vollends bestimmen und das auch in Situationen, wo man sie gar nicht bräuchte bzw. sie unpassend oder unangemessen sind. Dann werden womöglich dauerhaft die eigenen Bedürfnisse zurückgestellt, Pausen vernachlässigt, die eigenen Emotionen unter der harten Fassade nicht mehr bemerkt. Eventuell bleibt dann zusätzlich noch die Anerkennung von außen, die Belohnung aus, und das enttäuscht, macht bitter und frustriert.

Es gilt also, diesen Antreibern auf die Spur zu kommen. Viele Betroffene erleben bereits eine deutliche Erleichterung, wenn sie diese vorgestellt bekommen. Eigene Reaktionen und Handlungsweisen können so hinterfragt werden. Darüber hinaus kann, um das Burnout-Geschehen auszubremsen bzw. zu stoppen, eine langfristige Wandlung dieser unterbewussten Prozesse wichtig sein. Das fördert zudem die Erfahrung der Selbstwirksamkeit. Die Betroffenen erleben sich so in dem Gefühl, das Ruder wieder mehr in der Hand zu haben und aus der Hoffnungslosigkeit und Unabänderlichkeit der Falle, dem Burnout, herauskommen zu können.

Sinn finden

„Ein Burnout entsteht dort, wo jeglicher Sinn zerbröckelt."
(Siegfried Santura, *1945, Ingenieur und Aphoristiker)

Menschen streben nach Sinn. Diesen Sinn definieren wir heute häufig über die Arbeit. Eine veränderte Arbeitswelt macht es zunehmend schwierig, diesen Sinn direkt zu erleben. Personalmangel führt bei Pflegekräften dazu, dass sie sich die Zeit nicht so für den Einzelnen nehmen können, wie sie sich das wünschten. Arbeitsprozesse haben sich verändert. In vielen Berufen ist das „Produkt" unserer Arbeit nicht mehr sicht- oder erlebbar. Angestellte haben ihre Position im Agilen Arbeiten eventuell noch nicht gefunden. Entscheidungsspielräume werden durch kontrollierende Elemente über die IT eingeschränkt. Vorschriften reglementieren das Vorgehen jedes Einzelnen.
Der Psychotherapeut Viktor Frankl, der sich intensiv mit dem Sinn, dem Logos, beschäftigt hat und daraus einen

eigenen therapeutischen Ansatz entwickelte – die Logo-
therapie –, macht deutlich, wie wichtig es ist, uns als sinn-
erfüllten, als wertvollen Menschen zu betrachten. Er und
seine Nachfolger zeigen auf, dass es viele Lebensbereiche
gibt, in denen wir uns sinnerfüllt erleben können. Und wer
sich sinnerfüllt erlebt, dessen Chance, sich an einem Burnout zu entzünden, sinkt rapide.

Auch hier kommt es auf unsere Wahrnehmung an. Ein
Perspektivenwechsel kann da manchmal Wunder wirken.
Nicht umsonst „verordnet" eine große internationale
Unternehmensberatung ihren Mitarbeitern soziales Engagement. Erlebt sich die alleinerziehende, berufstätige
Mutter ausschließlich im Hamsterrad oder zieht sie ihre
Zufriedenheit daraus, für die Tochter und sich sorgen zu
können? Verzweifelt der IT-Mitarbeiter des Konzerns an
seiner Wirkungslosigkeit innerhalb der Strategieausrich-
tung des Unternehmens oder ist er erfüllt davon, heute
seine Kunden zufriedengestellt zu haben und eine vertrauensvolle Zusammenarbeit mit den Entwicklern aufge-
baut zu haben?

Burnout-Betroffenen fällt der Blick auf das, was sie bereits
haben und bewirken, häufig schwer. Und umgekehrt kann
gerade genau das, z. B. ihre Kollegialität, ihre familiäre Fürsorge, ihr Engagement im Sportverein, der Anker sein, der
sie vor dem Ertrinken schützt, bzw. der Löschschaum, der
den Schwelbrand im ersten Stock erstickt, bevor dieser auf
das ganze Haus übergeht.

Burnout – und dann?

„Auch das größte Problem dieser Welt hätte gelöst werden können, solange es noch klein war."
(Laotse, chinesischer Philosoph aus dem 6. Jh. v. Chr.)

Die wichtigste Erkenntnis ist: In jeder Phase des Geschehens kann man etwas unternehmen, um nicht in die nächste Stufe überzugehen. Burnout lässt sich jederzeit ausbremsen. Wie und ob man dann noch rückfallgefährdet ist, hängt sicherlich von der erfolgreichen Bewältigung äußerer Faktoren und von dem Lernen ab, langfristig ausbalanciert mit seinen inneren Antreibern umzugehen bzw. diese in ihrer Qualität zu wandeln.

Es gibt einige Möglichkeiten, die Burnout-Betroffenen offenstehen. Nicht jeder braucht Therapie. Viele Wege stehen offen – je nach Eskalationsstufe und Einsichtsbereitschaft. Manche Betroffene nutzen im Internet oder in Zeitschriften kostenlose Ersteinschätzungsfragebögen. Ich rate davon ab. Wenn überhaupt, sollten nur solche, kostenpflichtige Online-Angebote genutzt werden, die einen tieferen Umfang haben und eine fundiertere Auswertung anbieten, die man dann als Rückmeldung per Mail erhält.

Viel wichtiger ist es jedoch, jemandem gegenüberzusitzen, der die richtigen Fragen stellt. Denn Betroffene täuschen sich häufig selbst in ihrer Wahrnehmung der Lage – die eigene Belastung und Gefährdung wird verleugnet oder zumindest nicht wahrgenommen. Daher steht auch das Ergebnis des anonym ausgefüllten Fragebogens auf wackeligen Beinen. Zu hoch ist darüber hinaus die Gefahr, wesentliche Faktoren zu übersehen.

WICHTIG IST:

▶ *Ausschluss und Begleitung körperlicher Erkrankungen!*
▶ *Ausschluss und Begleitung anderer psychischer Erkrankungen!*

Verschiedene Beratungs- und Therapiewege

Wichtig zu unterscheiden ist, in welcher Phase der Betroffene sich befindet und welche Kompetenz er aufweist, innere Vorgänge zu reflektieren. Denn danach richtet sich die mögliche Vorgehensweise aus. Handelt es sich um eine frühe Stufe des Burnout und liegen die auslösenden Faktoren vor allem im Außen, können erste Anlaufstellen der Fachanwalt für Arbeitsrecht sein, der Betriebsrat, die Personalabteilung, die Schlichterstelle, eine Mediation, ein Paartherapeut, die Schuldenberatung, der Steuerberater, in Schulen ein Vertrauenslehrer oder Schulpsychologe. Oder

Fachleute und Freunde im Bekanntenkreis, denen der oder die Betroffene vertraut und die bereit sind, einen Blick von außen mit entsprechender Handlungsempfehlung zumindest zu überdenken.

Wer eine Veränderung seiner aktuellen Arbeits- und Lebenslage anstrebt und sich bereit fühlt, das Erarbeitete umzusetzen, nimmt sich einige Stunden Beratung. Manche Unternehmen bieten ihren Mitarbeitern bereits Zugang zu Beratung an. Wer bereit ist, sich Ursachen und innere Faktoren näher anzuschauen und diese nachhaltig zu bearbeiten, schaut sich nach einem Therapieplatz bei einem Psychologischen Psychotherapeuten, einem Facharzt für Psychosomatik oder Psychotherapeutische Medizin oder einem Heilpraktiker für Psychotherapie um. Die Psychotherapie bei einem Heilpraktiker ist in der Regel keine Kassenleistung, außer man ist privat versichert oder hat eine entsprechende Zusatzversicherung, bietet aber den Vorteil, zügig einen Therapieplatz zu bekommen, und eventuell auch das Plus, andere Arbeitsmethoden kennenzulernen als die der Kassenleistung.

Bei niedergelassenen Psychologischen Psychotherapeuten als auch bei Heilpraktikern hat der Klient bzw. Patient stets die Möglichkeit, in sogenannten probatorischen Sitzungen zu prüfen, ob er sich gut aufgehoben fühlt und sich eine vertrauensvolle Zusammenarbeit mit dem Therapeuten vorstellen kann, und ob ihm die gewählte Therapieart entspricht.

Nicht jeder braucht in jeder Lebenslage eine Therapie. Vielleicht sind bereits einige unterstützende Sitzungen der probate Ansatz für Ihren Angehörigen oder Ihren Freund. Das bespricht derjenige mit seinem Therapeuten. Sollte sich der Betroffene in einer weiter entwickelten Phase des Burnout befinden, sind womöglich eine Depression oder eine Angsterkrankung hinzugekommen. Hier ist Therapie anzuraten – auch im Sinne einer Rückfallprophylaxe. Eventuell kann auch eine medikamentöse Begleitung sinnvoll sein. Das sollte mit dem Arzt, Psychiater und Therapeuten besprochen und gut abgewogen werden.

Aufenthalt in einer Klinik

Ist der Burnout akut und zeichnet sich ab, dass ambulante Psychotherapie nicht ausreicht, wird der behandelnde Hausarzt oder Psychotherapeut einen stationären Klinikaufenthalt empfehlen. Fühlt sich jemand seinem Leben nicht mehr gewachsen, hat eine Krise sein Familienleben erfasst oder ist er ganz allein und weiß, dass er dringend Therapie braucht, ist sich aber nicht klar, wie und wo, sind die Ambulanzen der psychiatrischen und psychosomatischen Kliniken die richtige Anlaufadresse. Hier erhält man auch weitere Adressen und Unterstützungsangebote. Auch und vor allem bei Verdacht auf Suizidalität kann jederzeit ein nahes psychiatrisches oder psychosomatisches Krankenhaus aufgesucht werden. Hier sind Sie als Angehöriger gefragt, der nun wertvolle Informationen beisteuern kann und positiv begleitend den Erkrankten darin unterstützt, Maßnahmen zu ergreifen bzw. sich helfen zu lassen. Bedenken Sie: Wer auf Eigeninitiative hin Hilfe in der Psychiatrie sucht, kann sich jederzeit selbst wieder entlassen. Für Sie als Angehöriger oder Freund gilt:

AKTIV WERDEN

Unterstützen Sie den Betroffenen darin, etwas zu unternehmen. Ob nun ein Anwalt, der Betriebsarzt, ein Berater, ein Therapeut oder eine psychiatrische Klinik die erste Wahl sind, wichtig ist auch Ihre Offenheit gegenüber der Maßnahme, damit Ihr Angehöriger oder Freund diesen ersten Schritt gehen kann!

Auf keinen Fall sollte der Betreffende gar nichts tun. Nur „ausruhen" hilft hier nicht. Und falls sich z. B. eine Depression dazugesellt hat, kann sich die Flucht in den Urlaub als fatal herausstellen, denn vor Ort können sich die Symptome verschlimmern! Empfehlenswert ist es, nach einem Klinikaufenthalt (das gilt auch für die Auszeit in einer Rehaklinik) die neu erlernten Verhaltensweisen zu vertiefen, und sich mindestens einige Sitzungen bei einem

Therapeuten in der Nähe zu gönnen. Auch der Besuch einer Burnout-Selbsthilfegruppe kann hier eine Möglichkeit sein.

Die Rückkehr in den Beruf – schrittweise Wiedereingliederung

Wie geht es nach einem fortgeschrittenen Burnout und einer längeren Krankschreibung, mehr als sechs Wochen, weiter? Wichtiger Ansprechpartner ist hier der Betriebsarzt oder behandelnde Arzt, der das Wiedereingliederungsprogramm koordiniert, in größeren Unternehmen auch das Betriebliche Wiedereingliederungsmanagement. Bei der Wiedereingliederung, einer Maßnahme der medizinischen Rehabilitation, werden Mitarbeiter in Absprache mit dem Arbeitgeber in der Genesungsphase nach einer Erkrankung stundenweise beschäftigt, um sie so stufenweise wieder an die Anforderungen ihres Arbeitsplatzes heranzuführen. Dafür bedarf es einer gesonderten Vereinbarung des Arbeitnehmers mit dem Arbeitgeber. Eventuell wird auch über eine Umgestaltung der Arbeitsinhalte im Rahmen des Wiedereingliederungsverfahrens gesprochen bzw. über eine Anpassung des Arbeitsplatzes. (Zu rechtlichen Hintergründen, Rahmenbedingungen und näheren Informationen siehe S. 121 f.)

Burnout als Chance

Burnout ist ein Geschehen, das den einen lichterloh aufbrennen lässt und beim anderen lange Zeit auf kleiner Flamme vor sich hin köchelt. Beides sind ungesunde Prozesse für das Denkvermögen, die Seele und den Körper. Umso besser, wenn dieses Geschehen früh bemerkt wird. Sie kennen das aus anderen Bereichen. Solange die Probleme klein sind, kann ich viel leichter und meist rasch gegensteuern, als wenn das Haus bereits lichterloh brennt. Wenn ich das Sieb der Geschirrspülmaschine nicht regelmäßig reinige, brauche ich nach ein paar Jahren eine neue Maschine. Ihr Auto fahren Sie regelmäßig in die Inspektion, und wenn da eine Warnlampe am Armaturenbrett aufleuchtet, vereinbaren Sie vermutlich umgehend einen Werkstatttermin.

Wesentlich ist, diese ersten Warnleuchten bei sich zu bemerken. Und da sich dieses Buch hauptsächlich an Sie als Freund, Partner oder Kollegen richtet, kann es wichtig sein zu bemerken, wann beim anderen die ersten Warnlampen anspringen, z. B. durch ein verändertes Verhalten, eine veränderte Emotionalität, vermehrten Antrieb, Unlust, Erschöpfung, Reizbarkeit, gesteigerten Alkoholkonsum am Abend. Bleiben Sie dran. Unternehmen Sie erste Schritte. Bleiben Sie in Beziehung mit dem Betroffenen.

„... das griechische Wort krisis bezeichnet nicht eine hoffnungslose Situation, sondern den Höhe- oder Wendepunkt einer gefährlichen Lage ..."

(Christoph Drösser, *1958, Wissenschaftsjournalist)

Durchweg alle Burnout-Betroffenen, die den Prozess durchlitten und schließlich erfolgreich gemeistert haben, sprechen von positiven Ergebnissen, die sich in ihrem Leben nach der großen oder weniger stark ausgeprägten Krise eingestellt haben. Mit „erfolgreich meistern" ist gemeint, zu einer stabilen seelischen und gesundheitlichen Lage gefunden zu haben. Das kann verschiedene Wege nehmen, z. B.:

- Der Facharbeiter, der erkennt, dass er sich in der Rolle des Vorgesetzten nicht wohl fühlt.
- Die Unternehmensberaterin, die erkennt, dass sie sich neben ihrem Beruf in sozialen Projekten engagieren möchte, weil sonst ihr Sinnerfüllungskonto nicht ausreichend gedeckt ist. Damit ihr dafür genug Kraft bleibt, wird sie künftig darauf achten, ihre Arbeitszeit nicht über die Gebühr auszudehnen.
- Der Journalist, der erkennt, dass sich Perfektion als relativer Wert besser leben lässt denn als absoluter.
- Die Angestellte und Mutter, die erkennt, dass sie Unterstützung im Außen braucht, z. B. eine Nachhilfe für die Kinder, um ihre Verpflichtungen zufriedenstellend zu meistern. Und dass „meistern" auch „stabilisieren" bedeuten kann.

Eine Klientin meiner Praxis, die sich nach ihrem Zusammenbruch am Arbeitsplatz und der Krankschreibung für zwei Wochen die Zeit nahm, begleitend über etliche Monate psychotherapeutische und kinesiologische Unterstützung in Anspruch zu nehmen, sagte mir ein Jahr nach dem Vorfall im Büro: „Ich bin jetzt mehr die, die ich schon immer sein wollte." Sie hat – abgesehen von der körperlichen und seelischen Stabilisierung – durch diesen Prozess hindurch zu mehr Selbständigkeit gefunden und vor allem einen deutlichen Zuwachs an Selbstbewusstsein erlangt. Sie ist bei Kollegen anerkannt und beliebt, hat inzwischen Erfahrung in der Teamleitung und traut sich in Besprechungen, klar Dinge zu benennen. Sie ist nach wie vor beim gleichen Arbeitgeber und fühlt sich nun wohl in dem Unternehmen, in das sie zunächst am liebsten keinen Fuß mehr gesetzt hätte.

BURNOUT ALS CHANCE ...

▶ *für persönliche Weiterentwicklung,*
▶ *stabile Beziehungen zu leben,*
▶ *sich in Beruf und Privatleben wohler zu fühlen,*
▶ *die eigene Werteorientierung, Glaubenssätze, innere Überzeugungen, Denk- und Handlungsmuster zu hinterfragen und dem persönlichen Sinn im Leben auf die Spur zu kommen.*

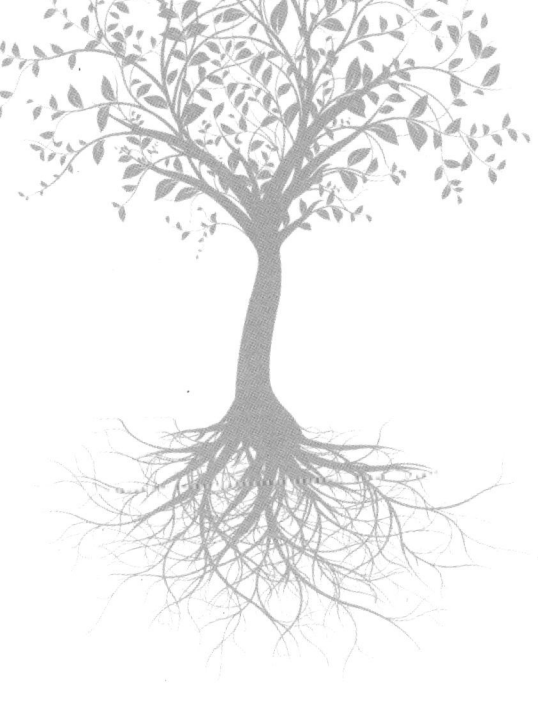

Die Perspektive von Angehörigen und Freunden

Häufig sind es die Partner, Freunde oder Kollegen, die zuerst bemerken, dass der andere sich verändert – während der Burnout-Betroffene sich zunehmend zurückzieht, mit sich selbst und den Bedingungen um ihn herum unzufrieden ist und meist gar nicht bemerkt, dass er zunehmend in einen besorgniserregenden Zustand gerät. Ihr Angehöriger oder Freund ist momentan vermutlich viel zu beschäftigt mit dem Ankämpfen gegen seine abnehmende Leistungsfähigkeit, dem allgemeinen Unwohlsein, dem schlechten Schlaf und dem erlebten Leistungsdruck, der für ihn sehr konkret ist.

- Wie gehe ich mit dem Betroffenen um?
- Worauf sollte ich achten?
- Wo und wie unterstütze ich sinnvoll und wo setze ich Grenzen?
- Welche Auswirkungen hat die Erkrankung auf unsere Beziehung und wie gelingt es uns, besser miteinander zu kommunizieren?
- Wie gehe ich mit Ablehnung und Ausflüchten um, und was mache ich mit meinem eigenen Ärger?

Wichtig ist, sich trotz der Begleitung und Unterstützung, die Sie dem anderen geben, nicht selbst aus den Augen zu verlieren.

Fürsorge braucht Selbstfürsorge

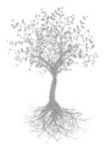

Warum ist es von entscheidender Bedeutung, dass Sie in dem Prozess, den anderen zu begleiten, auch etwas für sich tun? Dazu ein Bild: Denken Sie an einen Rosenstock. Sicherlich haben Sie schon beobachtet, wie ein Blatt von Mehltau befallen wurde. In der Folge gibt es zwei Möglichkeiten. Die erste ist: Der Mehltau bleibt eine Zeit lang an dieser Stelle und verschwindet dann wieder. Im schlimmsten Fall ist das betroffene Blatt so stark geschädigt, dass es abfällt. Die zweite Möglichkeit ist: Auch andere Blätter werden vom Mehltau befallen. Die Pflanze braucht eine Zeit, um sich zu erholen – meist mit Unterstützung – oder sie schafft es bedauerlicherweise nicht.

Dieses Bild steht für eine systemische Herangehensweise: Erkrankt ein Blatt, hat das auch mit den anderen Blättern der Pflanze zu tun und schließlich mit dem ganzen Rosenstock. So ein anderes Blatt wären in diesem Beispiel Sie als Angehöriger, als Freundin, als Kollege. Und dafür könnte der Rosenstock, die Pflanze als Organismus, stehen: Ihre Partnerschaft, Ihre Familie, Ihre Freundschaft, Ihre Abteilung, Ihr Unternehmen.

Bernd und Maria

Der 48-jährige Bernd, Vertriebler im Außendienst, und Maria, 52, selbständige Grafikerin, sind seit 16 Jahren ein Paar und seit vier Jahren verheiratet. Beide genießen in den ersten Jahren ihrer Beziehung die Freiheit ohne eigene Kinder. Sie gehen gerne aus, tanzen viel und reisen, wann immer möglich. Bei Bernd macht sich seit ungefähr sechs Jahren zunehmend eine innere Unzufriedenheit breit. So recht kann er nicht fassen, was sich da in ihm tut. Der Job ist inhaltlich der gleiche, er kennt seine Kunden, aber das Soll der Abschlüsse, die er zu erbringen hat, steigt beständig. Die Tätigkeit im Außendienst war nie sein Traumberuf, aber nach der Scheidung von seiner ersten Ehefrau war der Job einfach eine gute Möglichkeit, um das Haus abzubezahlen und die Alimente leisten zu können. Seinen Kindern möchte er unbedingt ein sorgenfreies Studium (gerne auch im Ausland) ermöglichen. Dazu hatte er selbst nie die Chance.

In der Firma munkelt man neuerdings von einer Übernahme durch einen Großkonzern. Welcher Mitarbeiter wird übernommen werden und wer muss gehen? Hinzu kommt: Die gefühlte Leere auf den vielen Fahrten und die einsamen Abende im Hotel machen ihm zusehends zu schaffen. Er schläft unterwegs schlecht und kann das verlorengegangene Schlafpensum auch am Wochenende nicht nachholen. Kürzlich war er mit dem Auto unterwegs: Ihm wurde plötzlich ganz heiß, die Hände fingen an zu zittern und er musste rechts ranfahren. Maria hat er davon nichts erzählt. Sie möchte er mit seinen

Grübeleien und seiner zunehmenden Missstimmung nicht belasten. Wie soll es für ihn weitergehen?

Maria bemerkt die Zurückgezogenheit ihres Ehemannes. Sie weiß sich nicht zu erklären, warum er so einsilbig geworden ist. Sie vermisst die lustigen Abende, an denen sie gemeinsam tanzen gegangen sind. Wenn sie Bernd nun fragt, ob sie diesen Freitag mal wieder ausgehen könnten, weicht er aus. Er zieht das Sofa vor oder widmet sich am Laptop noch einmal den Abschlusszahlen der Woche. Sie bemerkt auch seine Erschöpfung und nimmt ihm ab, was geht: Den bisher gemeinsam geleisteten Wocheneinkauf, das Rasenmähen und sogar den gewohnten sonntäglichen Besuch bei den Schwiegereltern hat sie schon etliche Male allein gemacht, weil Bernd zu erschöpft war oder keine Lust hatte.

Ihr fällt auch auf, wie zerfahren er nun ist. Geht er beispielsweise in seiner Garagenwerkstatt eine Aufgabe an, findet er entweder das passende Werkzeug nicht gleich, regt sich auf oder bricht die Arbeit mittendrin ab. So kennt sie ihn gar nicht, und sie versucht auch hier, ihm möglichst wenig Aufträge zu geben. Allmählich verliert Maria die Lust, sich am Wochenende mit Freunden zu verabreden, da sie schon einige Male erklären musste, warum Bernd jetzt doch nicht mitkommt. Sie drängt Bernd, sich zumindest einmal ärztlich durchchecken zu lassen, was dieser schließlich auch widerwillig tut. Da hört er zum ersten Mal das Stichwort Burnout. Sein Hausarzt rät ihm, einen Psychotherapeuten aufzusuchen.

Erkrankt jemand in Ihrem Umfeld, hat das immer auch mit Ihnen zu tun. Zum Beispiel tragen Sie die Folgen eines gereizten Partners oder übernehmen Aufgaben, die bisher Ihre Kollegin gestemmt hat. Es lohnt sich also, selbst etwas für sich zu tun. Wenn Sie dafür Sorge tragen, dass Sie ein gesundes und widerstandsfähiges Blatt sind oder werden, wird das auch etwas mit der Pflanze, dem Gesamtorganismus, machen. Die Rose erhält dadurch eine gute Chance, sich insgesamt zu erholen, nicht gefährdet zu sein und erneut aufzublühen.

Ihre Erholung und Ihre Stabilität sind das Geländer, um Ihren Angehörigen oder Freund auf seinem Weg aus dem Burnout zu unterstützen. Selbstfürsorge ist das Fundament für jegliche Fürsorge.

Beachten und respektieren Sie in der Begleitung Ihre Grenzen und überschreiten Sie sie nicht. Beachten Sie Ihre eigenen inneren Antreiber (vgl. S. 38 f.), wenn diese sich allzu deutlich melden, und wägen Sie ab, welche Stimmen Sie leiten, wie viel Sie Ihrem lieben Angehörigen oder Freund abnehmen möchten und was für den anderen und Sie sinnvoll ist. Bedenken Sie stets: Der andere trägt als erwachsener Mensch letztlich die Verantwortung für seine Gesundung.

Ressourcen aktivieren

Stärken Sie sich selbst durch die Aktivierung Ihrer eigenen Ressourcen oder schaffen Sie sich neue Kraftquellen:

- Erhalten Sie Ihre Alltagsroutine so weit wie möglich aufrecht.
- Treffen Sie weiter Ihre Freunde und pflegen Sie Ihre Beziehungen, auch wenn Ihr Angehöriger keine Lust oder gerade nicht die Kraft hat, mitzukommen.
- Gönnen Sie sich regelmäßig einen „Tapetenwechsel", z. B. durch einen Konzertbesuch mit einer lieben Freundin oder einen Abend im Restaurant.
- Nehmen Sie die Erkrankung Ihres Angehörigen oder Freundes nicht persönlich. Es ist nicht Ihre Schuld. Und falls Sie beide sich in einer Spirale von tatsächlicher Überlastung begeben haben, z. B. Hausbau und Pflege, nehmen Sie die Erkrankung des anderen nun zum Anlass, sich für Sie beide gezielt Entlastung zu organisieren, z. B. Handwerker und Pflegekraft engagieren.
- Überlegen Sie, ob Sie nicht selbst auch einige Stunden Beratung oder Therapie in Anspruch nehmen möchten, um sich Unterstützung zu holen und mit der veränderten Situation besser umgehen zu können.
- Erleben Sie sich mit dem Erkrankten wieder mehr als Team. Nehmen Sie den anderen nicht ausschließlich in seinem momentanen „Mangelzustand" wahr – „Er kann gerade nicht ...", „Sie denkt ja nur noch ..." –, sondern

achten Sie mehr auf gemeinsame Nenner, gemeinsame Unternehmungen und Aufgaben, z. B. Waldausflug machen, Entspannungskurs ausprobieren, die gemeinsam geleistete Kindererziehung. Und falls Ihnen keine Aufgaben einfallen, schaffen Sie gezielt neue.

- Seien Sie sich selbst gegenüber offen, was Ihre enttäuschten Erwartungen und Ihre verletzten Gefühle angeht. Begraben Sie diese nicht, nur weil der andere nun durch seine Erkrankung im Vordergrund steht. Kann Ihr Angehöriger oder Freund gerade nicht in dem Maß für Sie da sein, wie Sie sich das wünschen, suchen Sie das Gespräch bei einem anderen Freund oder Verwandten. Ihre eigenen Bedürfnisse sind genauso wichtig und gültig wie die Ihres erkrankten Angehörigen oder Freundes.

- Schaffen Sie sich neue Ressourcen und Alltagsroutinen, die Sie stärken (praktische Anregungen dazu finden Sie in Kapitel 3). Was wollten Sie schon immer mal ausprobieren? Was hat Ihnen schon einmal gut getan, und Sie haben es damals aber nicht weiter verfolgt? Gehen Sie spielerisch vor. Probieren Sie aus. Es können kleine Dinge sein, und diese sollten sich gut in Ihren Alltag integrieren lassen.

- Der Blick zurück hilft Ihnen, den Fokus in belasteten Momenten vermehrt auf Ihre bereits vorhandenen Kraftquellen zu lenken: „Was habe ich in meinem Leben schon erfolgreich gemeistert? Was waren wertvolle Begegnungen? Welche Impulse konnte ich anderen geben?" Dazu gehören auch schöne Erlebnisse und Unternehmungen, Freude an Hobbys, die Sie nun vielleicht wiederaufleben lassen möchten, oder Dinge, die Sie gelernt haben und die nun zu Ihrem Erfahrungsschatz gehören.

- Nehmen Sie es nicht persönlich, wenn Ihr Gegenüber Ihre Ratschläge wiederholt nicht annehmen möchte.

- Wertschätzen Sie, was Sie bereits leisten. Nehmen Sie sich am Abend einen Moment, in dem Sie den Tag Revue passieren lassen, als könnten Sie sich einen Film über Ihr eigenes Leben anschauen. Bei dieser Rückschau suchen Sie wie mit einer Lupe nur die Szenen aus, bei denen Sie sich selbst in positiver Aktion erleben: z. B. „Hier bin ich geduldig geblieben und habe nicht unwirsch reagiert" oder „Hierin habe ich meinen Partner unterstützt, sich selbst positiv zu erleben" oder „Ich habe meinen Kollegen nicht unter Druck gesetzt und ihn mit gutem Informationsmaterial versorgt" oder „Es war schön, mir mal wieder Zeit für meine Freundin zu nehmen". Auch wenn es eventuell ungewohnt ist: Freuen Sie sich darüber, was Sie heute geleistet haben.

- Anstatt frustriert zu reagieren und sich zu distanzieren, lenken Sie Ihren Fokus gezielt auf etwas, das Sie bereits erreicht haben und nur bisher kaum wahrnehmen: z. B. das gemeinsame Gespräch, die gemeinsame Zeit, die Sie beide gerade miteinander haben, oder die Unterstützung im Tagesablauf, die Sie stillschweigend leisten. Geben Sie sich selbst so viel Wertschätzung, wie Sie können.

Beziehung in Gefahr

Ausbrenner, Selbstverbrenner, Stressgeplagte – das sind Bezeichnungen für Burnout-Betroffene, die Sie in Büchern und Zeitschriften finden. Ich habe bewusst auf solche Begriffe verzichtet. Keiner bekommt gern einen Stempel aufgedrückt. Beobachten Sie einmal, was das mit Ihnen macht, wenn der befreundete Kollege in Ihrer Vorstellung künftig „Der Ausbrenner" ist.

Die Beziehung zu den Betroffenen aufrechtzuerhalten ist von immenser Bedeutung für deren Genesung! Das Wertvollste, das Sie für Ihren Angehörigen oder Freund tun können, ist, an der Beziehung dranzubleiben.

Mit Sicherheit ist das für Sie nicht immer leicht, denn der andere reagiert nun eventuell abweisend, zieht sich zurück, verschiebt Verabredungen immer wieder oder bleibt im Vagen über einen möglichen Termin, arbeitet bis in die späte Nacht bzw. grübelt vor sich hin oder er ist vor lauter Müdigkeit und Erschöpfung übellaunig. Ihr Partner hat vermutlich zunehmend keine Lust mehr auf Sexualität. Das wiederholte Schimpfen über die Arbeit oder die persönliche Belastungssituation kann für Sie als Ansprechpartner und Zuhörer belastend sein und ebenfalls Rückzugstendenzen bei Ihnen auslösen.

Bleiben Sie im Interesse Ihres Angehörigen oder Freundes am Ball sowie im Interesse Ihrer Beziehung zueinander

ÜBUNG FÜR BELASTETE STUNDEN

Wenn es Sie bisweilen hart ankommt, nehmen Sie sich eine kurze Auszeit und visualisieren Sie zunächst Ihren geliebten Menschen von gestern:

Was hat Sie damals zusammengeführt ... Welche schönen Stunden haben Sie bereits gemeinsam erlebt ... Was mochten Sie besonders gern am anderen ... Was kann der andere besonders gut ... Was hat Ihr Angehöriger oder Freund in der Vergangenheit für Sie getan ... Welche Herausforderungen haben Sie schon gemeinsam bewältigt ...

Wenn das Bild des Gestern klar ist, und seien Sie hier bitte sehr konkret, visualisieren Sie Ihren Angehörigen oder Freund im Zustand von morgen, wenn er den Burnout überwunden und wieder ganz zu sich gefunden hat. Geben Sie Ihrer Phantasie dabei freien Lauf:

Das erleben wir zusammen ... Das feiern wir gemeinsam ... Darüber werden wir lachen ... Diese Pläne haben wir dann ...

Auch hier bitte so konkret wie möglich. Nicht jeder tut sich beim Visualisieren, beim Vorstellen in Bildern leicht. Vielleicht gehören Sie zu den Menschen, denen es hilft, sich Notizen zu machen. Probieren Sie aus, was für Sie persönlich der leichtere Zugang ist.

(Werkzeug dazu ab S. 69 sowie ab S. 84). Ihre Beziehung erlebt nun eine deutliche Belastungsprobe. Zu Burnout liegen keine Zahlen vor, aber zur Depressionserkrankung: „Wenn Ihr Partner depressiv ist, ist die Wahrscheinlichkeit, dass Ihre Ehe mit einer Scheidung endet, neunmal größer, als wenn Sie mit einer nichtdepressiven Person verheiratet sind." (Epstein Rosen/Amador 2018). Achten Sie auf ein „Beziehungs-Burnout" und gehen Sie aktiv dagegen vor.

Kinder und Burnout

Auch Kinder und Jugendliche können in die Stressfalle geraten. Sie entwickeln in der frühen Burnout-Phase eventuell einen außerordentlichen Ehrgeiz oder Perfektionsanspruch an sich und ihre Schulaufgaben. Kieferorthopäden berichten von einem relativ neuen Phänomen: Zähneknirschen bei Kindern unter zwölf Jahren. Das Mahlen der Zähne in der Nacht als Stresssymptom kannte man bisher eher von Erwachsenen. Schieben Sie die Zurückgezogenheit und/oder das veränderte Essverhalten Ihres jugendlichen Kindes nicht ausschließlich auf die Pubertät, sondern bleiben Sie am Ball: Beobachten Sie, ob sich Ihr Kind über die Maßen belastet, unter Druck oder lustlos und antriebslos fühlt.

Natürlich nutzen Sie als Eltern die ganze Bandbreite an Unterstützungsmöglichkeiten. Zusätzlich ist hier der Schulpsychologe eine niederschwellige erste Anlaufstelle. Von entscheidender Bedeutung ist aber auch hier: Bleiben Sie in Beziehung zu Ihrem Kind! Versuchen Sie in jedem Fall, einen guten Kontakt herzustellen und mit Ihrem Kind zu besprechen, was Sie beobachtet haben, was Ihnen Sorge macht. Stellen Sie unmissverständlich klar, dass Sie es unterstützen werden.

6 Dinge, die Sie zusätzlich zur Entlastung und Gesundung Ihres Kindes tun können

1. Gehen Sie mit Ihrem Kind gemeinsam dessen Wochenplan durch. Welche außerschulische Aktivität ist wirklich notwendig? Lässt sich womöglich ein Zusatzkurs am Nachmittag streichen? Schaffen Sie Freiraum.

2. Überprüfen Sie Ihren eigenen Tagesablauf und Ihre Kommunikation auf Leistungsorientierung, sprechen Sie z. B. viel über schulische Noten und Ergebnisse Ihrer eigenen Arbeit? Geht es ständig um Vergleiche mit anderen?

3. Geben Sie Ihrem Kind das deutliche Signal, geliebt zu werden – unabhängig von Leistungserbringung.

4. Machen Sie Ihrem Kind klar, dass Sie es voll und ganz unterstützen werden auf seinem Weg aus der Stressfalle – aber schatten Sie auch Inseln in der Woche, zu denen Sie nicht über die Probleme Ihres Sohnes oder Ihrer Tochter sprechen. Wo Sie vielleicht etwas Schönes

miteinander unternehmen oder sich zu Hause Zeit füreinander nehmen, z. B. ein Bastelprojekt anfangen oder gemeinsam backen. Wo Freude, Lachen und Ungezwungensein im Vordergrund stehen. Gehen Sie in Beziehung. Gehen Sie in Kontakt zueinander. Schaffen Sie Zuhörzeit.

5. Seien Sie realistisch in Ihren Erwartungen. Geben Sie Ihrem Kind oder Jugendlichen die Zeit, die es braucht, den Burnout zu überwinden.
6. Vereinbaren Sie altersgemäß digitale Auszeiten pro Tag (vgl. S. 93 f.).

Berühren schafft Verbindung

Ein Anzeichen von Burnout ist, dass Betroffene den Kontakt zu sich selbst verlieren. Zu ihren eigenen Gefühlen und Bedürfnissen. Und sie vernachlässigen auch zunehmend den Kontakt zu Ihnen als Angehörigem oder Freund. Eine herzliche, menschliche Berührung kann Wunder wirken. Für Sie beide. Lassen Sie sich nicht abweisen von dem zurückgezogenen oder abwehrenden Verhalten Ihres Sohnes, Ihrer engen Freundin, Ihres Ehemanns. Gehen Sie immer wieder in Kontakt. Je nachdem, welche Beziehung Sie vor der Erkrankung hatten, kann nun ein sanftes Streichen über den Rücken, eine herzliche Umarmung, ein liebevoller Händedruck passend sein. Mit ihrem Partner können Sie sich zu einem verabredeten oder spontanen „Ich-tu-dir-was-Gutes-Abend" treffen.

Vielleicht haben Sie ein natürliches Öl mit einem guten Duft vorbereitet – Tipp: Lavendel fördert die Entspannung und Harmonisierung –, und Sie nehmen sich Zeit, dem anderen bei angenehmem Licht eine langsame, ausgleichende Rückenmassage nach dem Tag im Büro oder auf der Baustelle zu geben. Dafür müssen Sie keine Massagetechnik erlernen; streichen Sie ruhig in langen Bahnen mit kräftigen Händen den Rücken entlang. Am Abend empfehlen sich hier fließende Bewegungen vom Schulter-Nacken-Bereich abwärts Richtung unterer Rücken. Sorgen Sie dafür, dass es der andere warm hat. Und natürlich haben Sie gemeinsam vorher vereinbart, dass in dieser Zeit das Handy ebenso ruhen darf.

Eventuell hatten Sie in letzter Zeit angespannte Gespräche miteinander. Es kam häufig zum Streit. Lassen Sie an diesem Abend die Auseinandersetzungen ruhen. Vielleicht vereinbaren Sie sogar ein schweigendes Miteinander während dieser Streicheleinheit. So geben Sie sich die Chance, einmal wieder über einen ganz anderen Kanal als den des Sprechens miteinander in Kontakt zu sein. Zeigen Sie mit dieser Zuwendung Ihr Verständnis und Wohlwollen. Ihr „In-Beziehung-treten-Wollen". Und wenn es in Ihnen brodelt, bemühen Sie sich heute, dieses Verständnis oder Mitgefühl in sich zu kultivieren. Der Ärger ruht für diesen Abend und darf morgen wieder seinen Platz haben.

Passt für jeden die Massage? Natürlich nicht – aber gegenüber Ihrer Kollegin, mit der Sie früher zwar nette Kaffeegespräche „von Frau zu Frau" hatten, der sie aber nie nähergekommen sind, kann es nun vielleicht möglich sein, sich nach einem offenen Gespräch mit einer liebevollen Umarmung zu verabschieden. Das kann den anderen aus seiner Erstarrung bringen und ihn oder sie wieder ein Stück weit mit sich selbst und der Umwelt in Kontakt bringen.

Und nun zu Ihnen: Vergessen Sie sich nicht selbst. Sie erleben durch die Erkrankung Ihres Partners oder Ihrer besten Freundin eine belastete Zeit. Sorgen Sie gut für sich. Das muss nicht unbedingt die gebuchte Massage oder der Wellnessaufenthalt sein. Warum nicht am Abend sich einmal die Zeit nehmen und eine ausführliche Handmassage machen oder eine ausgleichende Hautpflege mit angewärmtem Sesam-Öl, das Sie eine Weile bei ruhiger Musik einwirken lassen? Verlieren auch Sie den Kontakt nicht zu sich. Was tut mir gut? Welcher Körperteil will einmal wieder bedacht sein? Was für Ihren Angehörigen gilt, ist gleichermaßen für Sie gültig: Unsere Seele lebt von Berührungen. Durch einen ausgeglichenen Körper können wir unsere Seele stabilisieren.

So gelingt Begleitung

Eine seelische Erkrankung greift das Ego, den Selbstwert der Betroffenen an. Nehmen Sie die Perspektive des Betroffenen ein und stellen Sie sich vor, Sie hätten sich zuvor als „Macher" erlebt – Sie hatten Ihr Leben „im Griff" und nun scheint Ihnen manches zu entgleiten. Der Körper macht nicht mehr so mit, wie Sie sich das wünschen. Der Kopf stellt nicht mehr die Konzentrationsfähigkeit bereit, die Sie bräuchten, um in dem Tempo Ihre Projekte zu bearbeiten, wie Sie und andere das von Ihnen gewohnt sind. Angst vor Kontrollverlust, Angst vor Arbeitsplatzverlust, finanzielle Ängste oder eine gefühlte Leere gesellen sich dazu. Es ist ein zutiefst menschliches Bedürfnis eines jeden, sich als wertvoll zu erleben. Sie als Unterstützer oder Begleiter eines geliebten Menschen sollten dies in Ihren Bemühungen berücksichtigen. Wichtige grundsätzliche Impulse sind:

- Versetzen Sie den anderen nicht generell in „Schonhaltung". Sobald Ihr Angehöriger oder Freund ein Bewusstsein für seine Situation entwickelt hat – das kann z. B. durch die Rückmeldung eines Arztes zum Gesundheitszustand geschehen oder durch ein offenes Gespräch mit Ihnen und Ihren Beobachtungen (vgl. S. 84 f.), wird er aktiv etwas unternehmen wollen, um aus seinem angeschlagenen Zustand herauszukommen. Nur in den fortgeschrittenen Phasen, wenn die Erschöpfung ein bedenkliches Maß erreicht hat (vgl. S. 16), kann es vorübergehend sinnvoll sein, den anderen von Aufgaben zu entlasten. Gehen Sie aber bitte selbst nicht über die Grenzen dessen, was Sie leisten können oder möchten.

- Unterstützen Sie den anderen darin, wieder ein positives Selbstbild aufzubauen.
- Ermutigen Sie den anderen, etwas für sich zu tun. Das kann die Einladung zu einem Waldspaziergang sein oder die Einholung der rechtlichen Abklärung der Probleme am Arbeitsplatz. Üben Sie aber nicht zu viel Druck aus. Wenn Sie an einem Tag eine Sache angesprochen haben, lassen Sie dem anderen wieder etwas Zeit und lassen für den Rest des Tages los.
- Gewähren Sie dem anderen „sein" Tempo im Prozess, aus dem Burnout herauszufinden und wieder mehr zu sich zu kommen. Erwarten Sie nicht, dass der andere – nur weil er nun in Therapie ist – sofort wieder so „funktioniert", wie Sie es von ihm gewohnt sind.
- Bei Ratschlägen lassen Sie bitte immer dem Betroffenen den Vortritt: Hören Sie gut zu, lassen Sie Ihrem Gegenüber Zeit. Vielleicht kommen Ihrem Angehörigen oder Freund selbst Ideen dazu, was er als Erstes unternehmen möchte. Kommen Ihrem Gegenüber keine eigenen Ideen in den Sinn und signalisiert er, dass er für Vorschläge offen wäre, bringen Sie Ideen, z. B. als Vorschläge, ein.
- Stärken Sie Ihrem Angehörigen oder Freund den Rücken dahingehend, sich externe Hilfe zu holen.

Stärken Sie die Therapiemotivation

Um den Betroffenen zu motivieren, sich Unterstützung durch Beratung oder Therapie oder auch erst einmal durch den Gang zum Betriebsarzt zu holen, ist Ihre eigene Offenheit gegenüber den diversen Angeboten von großer Wichtigkeit. Solange Sie Bedenken haben, Ihre Beziehung könnte sich durch die Therapie Ihres Partners, Freundes oder Kindes verändern, torpedieren Sie zum einen den Therapieerfolg, den Sie sich für den anderen wünschen, und zum anderen liegen Sie damit inhaltlich richtig: Ja, Ihr geliebter Mensch wird sich durch die Beratung verändern – verändern müssen. Denn nur so kann die Gefahr ausgeräumt werden, durch innere Anteile (vgl. S. 31) künftig wieder in die Stressfalle zu geraten.

Ihr Angehöriger oder Freund wird in einer guten Therapie und während seines Genesungsprozesses veränderte, neue Handlungsmuster und -optionen erlernen. Und das macht auch etwas mit Ihrer Beziehung zueinander. Gehen Sie hier bitte vom Guten aus: So wie für Ihr Gegenüber der Weg aus dem Burnout eine große Chance für sein Leben sein kann (vgl. S. 50 f.), so besteht nun die Möglichkeit, Ihre Beziehung zueinander auf veränderte, gesunde und stabile Füße zu stellen und die neu erworbenen Impulse in die Beziehung zu integrieren. Seien Sie offen und hören Sie hin, was der andere für sich lernt. Vielleicht sind Inhalte dabei, von denen Sie einige selbst in Ihr Leben integrieren möchten?

Und wenn der andere seinen Leidensdruck nicht sieht oder sich nicht in Therapie begeben möchte?

Bleiben Sie dran! Lassen Sie sich nicht in Ihrer Unterstützungsbereitschaft demotivieren (kennen und würdigen Sie aber auch Ihre Grenzen). Machen Sie klar, dass es Ihnen wichtig ist, dass sich etwas ändert und erklären Sie besonnen, warum das so ist. Bleiben Sie konkret. Vermeiden Sie Verallgemeinerungen. Stellen Sie in dem Gespräch Ihre Beziehung nicht in Frage, sondern legen Sie Ihre Beobachtung, Ihre Besorgnis und Ihr Bedürfnis dar. Versuchen Sie, aus der Begegnung mit dem anderen, aus dem Gespräch hier und heute, etwas Positives abzuleiten (vgl. S. 84). Das kann im Falle eines Burnout-Betroffenen die gemeinsame Ermittlung eines ersten nächsten Schrittes sein. Gelingt es Ihnen, eine offene, wertschätzende Kommunikation aufzubauen, hören Sie dann eventuell: „Ich mache nachher einen Termin beim Hausarzt aus und lasse mich durchchecken", „Heute Mittag informiere ich mich über ambulante Pflegedienste", „Kennst du denn eine vertrauenswürdige, gute Therapeutin?"

Auch wenn Ihr Angehöriger oder Freund sich in Therapie begibt: Seien Sie realistisch in Ihren Erwartungen. Geben Sie Ihrem Gegenüber die Zeit, die er braucht, um die Erkrankung zu überwinden und um neu Erlerntes in den Alltag zu übertragen. Machen Sie nicht den Fehler, zu erwarten, der andere sei sogleich „kuriert".

Erkennen Sie Bedürfnisse

Ob es nun um Sie selbst geht (Selbstfürsorge) oder um Ihren Angehörigen oder Freund: Die meisten Menschen sind es nicht gewohnt, klar ihre Bedürfnisse zu erkennen und diese dann auch zu benennen. Da taucht eher ein diffuser, weil sehr allgemeiner Wunsch auf oder etwas im Befehlston. Die eigenen Bedürfnisse und die des anderen zu erkennen, ist aber ein weiterer wesentlicher Schlüssel, um erfolgreich der Gesundung entgegenzustreben.

Ein harscher oder kurz angebundener Ton sollte Sie darum aufmerksam machen und könnte gleichsam ein Weckton sein, der Sie genau hinhören lässt, um nach „versteckten" Bedürfnissen zu fahnden. Wenn etwas im Befehls- oder Vorwurfstonfall oder in pessimistischer Endgültigkeit benannt wird, ist es für den Zuhörer gar nicht so leicht, das eigentliche Bedürfnis des anderen dahinter zu hören. Das liegt zum einen daran, dass man viel zu sehr mit der eigenen emotionalen Reaktion beschäftigt ist. Man checkt eher ab: Wurde ich gerade verletzt, kam da gerade ein Vorwurf, stimmt dieser genannte Umstand? – als dass man wirklich ein offenes Ohr hätte für das Bedürfnis des anderen.

Mit etwas Übung und Bemühen gelingt einem das mehr und mehr. Dann hören Sie aus Ihrem eigenen Vorwurf: „Nie hast du Zeit – immer nur Arbeit, Arbeit, Arbeit!" heraus: „Ich würde gern etwas mit dir unternehmen/mit dir

Zeit verbringen." Und aus: „Es regt mich auf, dass du dauernd nachfragst" des Betroffenen wird: „Ich brauche gerade mehr Zeit, bis ich eine Entscheidung treffen kann." Und zum anderen ist es nicht leicht, die Bedürfnisse des Gegenübers wirklich mitzubekommen, weil der andere sich dieser Bedürfnisse häufig selbst nicht bewusst ist und diese somit auch nicht mitteilen kann. Gerade Burnout-Betroffene sind mitten in der Symptomatik Meister darin, die eigenen Bedürfnisse nicht wahrzunehmen oder hintanzustellen.

Fallbeispiel Luisa und Susanne

Die 26-jährige Luisa, Datenanalystin, trifft sich nach Feierabend regelmäßig mit der inzwischen befreundeten Kollegin Susanne, 29, aus dem Marketing. Susanne fällt auf, dass Luisa seit einigen Monaten mehrere Cocktails pro Abend trinkt. Während die beiden Frauen sich in den ersten Monaten ihrer Bekanntschaft über alle möglichen Themen und Interessen ausgetauscht haben, liegt seit einem halben Jahr der Fokus der Unterhaltung auf der Arbeit. Luisa ist seit einer Umstrukturierung des Unternehmens zunehmend unzufrieden und gestresst. Sie hatte von Anfang an gezielt auf eine Beförderung hingearbeitet und kann aktuell nicht wirklich einschätzen, wo sie steht. Ihr sind die Verantwortlichkeiten im Team nicht klar genug gesetzt. Das schnürt ihr bisweilen die Kehle zu. Ihre persönliche Strategie bisher: sich im Team möglichst profilieren. Darum setzt sie noch mehr Anstrengung in ihren

Job als sonst. Erleichterung und Entspannung sucht sie abends im Alkohol.

Susanne schätzt den Kontakt zu Ihrer neuen Freundin sehr und möchte ihr gerne beistehen. Das zunehmende Schimpfen von Luisa auf den Job nervt sie zwar, aber sie sieht auch, wie wichtig der Freundin die Abende sind, dass diese gerade wenig Zugang zu sich selbst hat, nicht gut mit sich umgeht und sich zunehmend in eine Gedankenfalle manövriert.

Da sind Sie als Angehöriger oder Freund gefordert, ganz genau hinzuhören. Durch gezieltes Fragen können Sie Ihr Gegenüber darin unterstützen, selbst mehr Klarheit darüber zu bekommen, wo der Schuh drückt bzw. welches Bedürfnis gerade wie nicht bedient wird. Sie hören z. B. von Ihrem Gegenüber: „Die Teamsitzungen kannst du doch in der Pfeife rauchen!" Hinter diesem Satz können sich verschiedene Bedürfnisse verstecken. Bleiben Sie bei diesem Ausrufezeichen nicht stehen, sondern unterstützen Sie Ihren Angehörigen oder Freund darin, selbst wieder mehr in Kontakt zu den eigenen Bedürfnissen zu kommen, indem Sie nicht ausschließlich in den Tenor des Unmuts mit einfallen, sondern nachfragen, was den anderen genau an den Teamsitzungen aufregt.

Kann der andere das nicht benennen, dann hat er eventuell gerade selbst keine Klarheit darüber bzw. keinen Zugang zu seinem nicht erfüllten Bedürfnis. Dann machen Sie Ihrem Gegenüber Vorschläge. Hinter „Die Teamsitzungen kannst du doch in der Pfeife rauchen!" kann sich etwa Folgendes verbergen:

- Das Bedürfnis, gehört/ernst genommen/wertgeschätzt zu werden.
- Das Bedürfnis, anteilig weniger Wochenarbeitszeit in Besprechungen zu verbringen.
- Das Bedürfnis, planbare Ergebnisse aus einem Meeting mitzunehmen.
- Das Bedürfnis, sich zu bewegen und weniger Zeit sitzend in Besprechungen zu verbringen.
- Das Bedürfnis nach Einhaltung des vereinbarten Arbeitszeitrahmens, nach weniger Überstunden.

Aus einem kochenden Unmut wird dann rasch etwas Greifbares – ein nicht erfülltes Bedürfnis. Und nur aus diesem Greifbaren können Sie eine mögliche Veränderung und Umsetzbarkeit entwickeln und anstoßen – können Sie den anderen aus dem Problemfokus in den Lösungsmodus begleiten. Vielleicht kommt Ihrem Angehörigen oder Freund selbst eine Idee, was er verändern oder ausprobieren könnte, um sein nun klar benanntes Bedürfnis ein Stück weit mehr zu befriedigen. Dann haben Sie nichts weiter zu tun. Vielleicht ist er aber auch offen und dankbar für Vorschläge, die Sie einbringen. Achten Sie dabei auch auf einen guten Zugang zu Ihren eigenen Bedürfnissen. Ihr Angehöriger oder Freund wird bemerken, wie Sie mit sich selbst umgehen und welche Lösungsoptionen Sie für

sich entwickeln, wenn sich Unzufriedenheit breitzu-
machen droht.

> *Die eigenen Bedürfnisse und die des Gegenübers wahr-*
> *zunehmen und kundzutun, ist ein wesentlicher Schlüssel*
> *für den Weg aus dem Burnout. Ihre Bemühungen, empa-*
> *thisch mit dem anderen umzugehen, sollten den empa-*
> *thischen Umgang mit Ihnen selbst einschließen.*

Selbstempathie ist ein Türöffner

Empathie ist die Fähigkeit und Bereitschaft, die Emotionen, Gedanken und Handlungen eines Gegenübers nachvollziehen zu wollen. Sie bemühen sich, den anderen in
seiner momentanen Perspektive wahrzunehmen. Es geht
nicht darum, was Sie fühlen würden, wenn Sie an seiner
Stelle wären, sondern wie er sich fühlt in dieser Situation.
Welche Gedanken ihm kommen, welche Handlungsoptionen und Lösungsstrategien er sieht – oder eben nicht.
Durch Empathie helfen Sie dem anderen, sich und seinen
Bedürfnissen näherzukommen. Beim empathischen Hinhören und Mitfühlen geht es nicht darum mitzuleiden. Sie
öffnen sich lediglich in Ihrem Verständnis dem anderen in
seiner Situation.

Das können Sie Ihrem Gegenüber bemerkbar machen, indem Sie z. B. wiederholen, was Sie meinen, wahrgenommen oder gehört zu haben. Geben Sie dem anderen die Chance, zuzustimmen oder Sie zu korrigieren. So haben Sie beide in einem Gespräch die Chance, wirklich etwas vom anderen mitzubekommen. Grundlage jedes „Einlassens-auf-den-anderen" ist ein guter Kontakt zu sich selbst. Nur wenn Sie zu sich selbst guten Zugang haben oder halten, werden Sie Ihren Angehörigen oder Freund empathisch begleiten können. Sie sollten sich also an erster Stelle selbst empathisch und verständnisvoll begegnen. Dazu gehört zum einen, auch wahrzunehmen, dass Sie heute eventuell selbst am Rande Ihrer Kräfte, ungeduldig oder passiv aggressiv sind. Das ebnet Ihnen den Weg zum nächsten Schritt, bei dem Sie Ihre Bedürfnisse kennen und nicht vernachlässigen. Selbstempathie ermöglicht Ihnen, sich aus der Vorwurfsspirale sich selbst gegenüber herauszuziehen, etwa mit dem Satz: „Das war in dieser Situation meine beste Möglichkeit." Heute und durch das Wissen aus dieser Lektüre haben Sie vermutlich neue Handlungsoptionen und würden in derselben Situation anders reagieren – aber aus Ihrem damaligen Zustand heraus war das Ihre beste Handlungsmöglichkeit.

Schließen Sie Frieden mit sich – das macht auch etwas mit Ihrem Kontakt und Einfühlungsvermögen zum anderen.

Wege aus der Ja-aber-Spirale

Trotz allem Einfühlungsvermögen – stellen Sie sich darauf ein, dass Sie beim Gegenüber zunächst häufig auf Ablehnung stoßen werden. Ratschläge hört niemand gern. Hier kommt es auf Ihr Fingerspitzengefühl an und auf einen guten und empathischen Kontakt zu sich selbst. Speziell wenn sich zu der reinen Burnout-Symptomatik eine Depression oder zumindest depressive Stimmungslage gesellt, werden Sie im Kontakt mit Betroffenen immer wieder auf die Ja-aber-Spirale treffen, die gar nicht so leicht zu durchbrechen ist. Gehen Sie nicht wie ein Eisbrecher vor – es gilt immer, den Kontakt zum anderen zu halten und dabei gut für sich selbst zu sorgen. Dieses In-Beziehung-Gehen ist nun das Wichtigste, was Ihr Gegenüber in diesem Prozess braucht. Aber: Bleiben Sie dran.

Versuchen Sie, die Bedürfnisse hinter dem Gesagten herauszuhören und Ihrem Gegenüber aus der Spirale herauszuhelfen, indem Sie das Gespräch auf etwas Umsetzbares lenken. Dadurch können Sie den Kreislauf, der sich sonst endlos fortsetzt, unterbrechen. Aus „Ja, aber das hilft sowieso nichts" erarbeiten Sie gemeinsam diese eine Möglichkeit, die derjenige noch nicht ausprobiert hat.

„Probleme kann man niemals mit derselben Denkweise lösen, durch die sie entstanden sind."

(Albert Einstein, 1879–1955, Physiker)

Vereinbaren Sie, was hier einmal konkret – eventuell gemeinsam – versucht werden kann, z.B. Stress-Löse-Techniken (ab S. 100) oder eine Variierung des Tagesablaufs. Vereinbaren Sie genau, wann Sie das gemeinsam – oder Ihr Gegenüber allein – ausprobieren und wie lange. Besprechen Sie nach diesem Zeitpunkt, ob dieses Ausprobierte etwas (und wenn es etwas Kleines ist) an der Situation oder den Symptomen geändert hat. Bleiben Sie dran! Versuchen Sie, aus jedem Gespräch oder Kontakt etwas für den anderen Umsetzbares zu entwickeln, und lassen Sie danach die Veränderung bemerken! Daraus kann z.B. folgende Rückmeldung des Betroffenen entstehen:

- „Diese Nacht habe ich tatsächlich zum ersten Mal seit Langem durchgeschlafen. Gut, dass du nachfragst, wäre mir gar nicht aufgefallen."
- „Hätte ich nicht gedacht. Die Chefin hat sogar positiv auf das Gespräch reagiert und mir Unterstützung zugesagt."
- „Doch, es war gut, mal eine Coaching-Sitzung zu nehmen. War mir gar nicht klar, dass mir Sicherheit und Struktur im Berufsleben so wichtig sind."

So generieren Sie Leichtigkeit

In belasteten Zeiten scheint alles schwer zu sein. Schaffen Sie hier bewusst immer wieder einen Gegenpol durch Leichtigkeit. Das hilft, das Augenmerk aus dem Problemfokus, in dem gern die pessimistische Verallgemeinerung Platz nimmt, in den Lösungsfokus umzulenken, in dem Sie sehen, was gerade – trotz allem – gut läuft; in dem Nähe entstehen kann. Diese Leichtigkeitsphasen oder -momente sind wahre Erholungsmomente und Kraftorte für Sie und Ihren lieben Angehörigen oder Freund.

ANSÄTZE FÜR MEHR LEICHTIGKEIT

▸ *Geben Sie dem anderen das Gefühl, nützlich zu sein. Überlegen Sie – ohne den anderen zu überlasten –, in welcher Form Ihr Angehöriger oder Freund Sie mit kleinem Einsatz unterstützen könnte. Geben Sie anschließend das Geleistete in einer empathischen Rückmeldung zurück. Wertschätzen Sie seine Kompetenz. So können Sie Ihren Angehörigen oder Freund darin unterstützen, sich wieder ein Stück weit wertvoll und nützlich zu erleben.*

▸ *Natürlich wollen Sie dem anderen helfen. Erwarten Sie aber bitte nicht von sich, immer genau die richtige Reaktionsweise parat zu haben und den passenden Vorschlag. In bestimmten Situationen kann es die wunderbarste Unterstützung sein, Interesse und Zuwendung zu zeigen, indem Sie einfach nur da sind und aufmerksam zuhören.*

▶ *Schaffen Sie gemeinsame Zeit- und Freiräume, indem Sie nicht über die aktuellen Probleme Ihres Angehörigen oder Freundes bzw. die Probleme in der Beziehung sprechen. In denen einfach – möglichst unbelastetes – Gemeinsam-Sein möglich ist, z. B. bei einem Waldspaziergang, einem Besuch im Thermalbad oder beim Anschauen einer Komödie im Kino.*

▶ *Feiern Sie Erfolge! Nehmen Sie bereits kleine Schritte zum Anlass, sie zu würdigen. Das können Sie für sich selbst tun, nachdem Sie den anderen z. B. so weit begleitet haben, dass er sich nun Hilfe holt. Wie möchten Sie so einen Zwischenerfolg für sich feiern? Feiern Sie auch mit Ihrem Angehörigen oder Freund. Würdigen Sie z. B. das erste Wochenende, das Sie gemeinsam ohne Arbeitsunterbrechung verbracht haben, die zärtliche Nähe, die gerade wieder zwischen Ihnen entsteht, oder den Wechsel zu einer Arbeitsstelle, die Ihren Partner mit mehr Sinn erfüllt.*

Wie Sie mit Ärger und Wut umgehen können

Begibt sich Ihr Angehöriger oder Freund in die Burnout-Spirale, sind Sie anfangs vielleicht verwirrt und verunsichert. Sie vermissen die frühere Lebendigkeit und Aufgeschlossenheit des anderen. Einsamkeits- und Entfremdungsgefühle kommen dazu und eventuell ein Gefühl der Hilflosigkeit, weil der andere die eigene Gefährdungslage nicht erkennt oder Ihre Ratschläge nicht annehmen möchte. Frustration und Wut können sich in Ihnen breitmachen: „Warum unternimmt mein Partner nichts?" „Ich fühle mich damit überfordert, die Familienangelegenheiten nun allein stemmen zu müssen." „Ich halte diese Zurückweisungen und die unterschwellige Aggression von dir nur schwer aus." Gleichzeitig haben Sie vielleicht Schuldgefühle, dass Sie so über den anderen denken oder im Gespräch mal wieder zurückgeblafft haben, anstatt es besser zu machen.

Bleiben Sie auch hier empathisch bei sich. Diese Gefühle dürfen sein und haben ihren Platz. Sie sind sogar wichtig, denn durch sie können Sie in Kontakt zu Ihren eigenen Bedürfnissen kommen und dann überlegen, was ein nächster Schritt sein könnte. Für den Fall, dass Ihr Angehöriger oder Freund im Gespräch wütend oder unterschwellig aggressiv ist, können Sie auf folgende Handlungsmöglichkeiten zurückgreifen:

- Setzen Sie sich Ihre Empathiebrille auf: Es ist ein zutiefst menschliches Bedürfnis eines jeden, sich als wertvoll zu erleben. Der Betroffene erlebt aber nun vielleicht, wie andere ihm Verpflichtungen abnehmen, ihn mahnen, kürzer zu treten oder sich auszuruhen. Das kann aggressiv machen und schürt die ohnehin schon vorhandene innere Anspannung weiter an.

- Versuchen Sie, die Bedürfnisse Ihres Gegenübers hinter dem gereizten Tonfall und den Vorwürfen herauszuhören. Was braucht der andere, kann es aber nicht klar benennen?

- Versuchen Sie, die Anwürfe nicht allzu persönlich zu nehmen. Hören Sie auf der „Sachebene" zu: „Was wurde genannt? Welche Informationen kann ich aus dem Gesagten ziehen?"

- Wenn Sie selbst zornig werden, nehmen Sie sich Zeit mit Ihrer Reaktion. Versuchen Sie unbedingt, nicht wie aus der Pistole geschossen zu antworten, sondern bauen Sie eine kleine Reaktionspause ein, in der Sie kurz nach innen hören, was da gerade in Ihnen vorgeht. Was genau Sie aufwühlt an der Aussage oder dem Verhalten des anderen. Im Idealfall ermöglicht Ihnen die verzögerte Reaktion, die Wahl wahrzunehmen: Die Wahl, wie Sie nun reagieren können oder möchten – Sie können zurückblaffen und das Gespräch eskalieren lassen oder Sie benennen Ihr Bedürfnis und klären, wie dieses Bedürfnis befriedigt werden könnte bzw. was ein erster Schritt dazu sein könnte, um anschließend ein offenes Ohr für das Bedürfnis Ihres Gegenübers zu haben.

- Im Akutfall gehen Sie kurz raus bzw. in ein anderes Zimmer und beruhigen sich, z. B. indem Sie die Stress-Löse-Punkte halten (vgl. S. 107 f.). Das Gespräch setzen Sie fort, wenn Sie wieder klarer sind und in Kontakt mit den eigenen Bedürfnissen.

Schlüssel für eine gelingende Kommunikation

Menschen kommunizieren zwar ständig miteinander: mit Worten oder auch mit ihrer Körpersprache. Die Wenigsten hinterfragen aber die Wirkweisen, wie sie ihre Kommunikation in ein konstruktives Gespräch verwandeln könnten. Konstruktiv heißt, dass beide Gesprächspartner etwas aus dem Gespräch mitnehmen. Eine gelingende Kommunikation aufrechtzuerhalten oder herzustellen, ist ein anspruchsvolles Unterfangen. Ihre gute Kommunikation ist von essenzieller Bedeutung bei der Aufrechterhaltung der Beziehung zu Ihrem Angehörigen oder Freund.

12 SCHLÜSSEL FÜR EINEN KONSTRUKTIVEN DIALOG:

1. Sorgen Sie für einen guten Rahmen: Gehen Sie empathisch mit sich selbst um. Nur wenn Sie sich selbst in einer Situation wohl fühlen, Ihren Bedürfnissen gerecht werden, können Sie sich gut auf ein konstruktives Gespräch einlassen. Gehen Sie nicht in ein Gespräch mit Hunger oder Durst oder wenn Sie übermüdet sind.

2. Schaffen Sie Zeit und Raum für das Gespräch. Fragen Sie Ihren Angehörigen oder Freund, wann er Zeit für das Gespräch hat. Führen Sie bei wichtigen Inhalten keine „Tür-und-Angel-Gespräche".

3. Demonstrieren Sie dem anderen durch eine zugewandte Körperhaltung, dass Sie mit Ihrer Aufmerksamkeit voll da sind. Halten Sie Blickkontakt. Fragen Sie zwischendurch im Gespräch nach, ob Sie die Inhalte des Gesagten so richtig verstanden haben – wiederholen Sie dazu ruhig die Worte Ihres Gegenübers.

4. Seien Sie sich selbst klar darüber, was Sie ansprechen möchten und was Sie mit dem Gespräch erreichen wollen. Sprechen Sie ruhig, klar und verständnisvoll – aber auch bestimmt. Das heißt nicht, dass Sie innerlich nicht ärgerlich oder aufgewühlt sein dürften.

5. Versetzen Sie den anderen nicht in Schonhaltung: Sprechen Sie die Dinge an, die Ihnen aufgefallen sind – von denen Sie sich Veränderung wünschen.

6. Benennen Sie auch eigene Anteile – etwas, das Sie zur Veränderung der Situation beitragen können.

7. Achten Sie den anderen im Gespräch und drücken Sie Ihre Wertschätzung aus – egal wie einsichtig oder leistungsfähig Ihr Gegenüber gerade ist. Benennen Sie auch Dinge, die gut laufen oder für die Sie dankbar sind.

8. Drücken Sie Ihre eigenen Gefühle aus. Wie geht es Ihnen damit, dass der andere nur noch gehetzt ist oder sich in sein Schneckenhaus zurückzieht? Bleiben Sie bei Ihrer Wahrnehmung: Ich-Sätze anstatt Du-Sätze, z. B.: „Ich habe beobachtet ... und das macht mir Angst, weil ...“

9. Setzen Sie den anderen nicht unter Druck. Seien Sie sich klar darüber, was Sie ansprechen bzw. besprechen möchten. Lassen Sie dabei dem anderen seine Zeit zu verstehen, worum es geht, und eigene Handlungsmöglichkeiten zu entwickeln. Fragen Sie anschließend nach, ob es für Ihren Gesprächspartner in Ordnung ist, dass Sie Ideen oder Lösungsvorschläge einbringen.
10. Verallgemeinern Sie nicht. Beschränken Sie sich auf das Thema, um das es geht. Bleiben Sie so präzise wie möglich.
11. Bewahren Sie Ihren Humor. Zeigen Sie, dass Sie bisweilen auch über sich selbst lachen können. Humor löst die Spannung und lässt die Stimmung aufklaren.
12. Erwarten Sie während des Gesprächs keine Anerkennung Ihrer aktuellen Bemühungen.

Mit etwas Übung gelingt es Ihnen mehr und mehr, den Kontakt zum Gesprächspartner zu halten (unabhängig von Ihrer aktuellen Sorge und Enttäuschung) und Ihre gegenseitige Kommunikation in konstruktive Gespräche zu wandeln. Öffnen Sie mit diesen Schlüsseln die Tür zum anderen und die Tür zu dem, was Sie erreichen möchten.

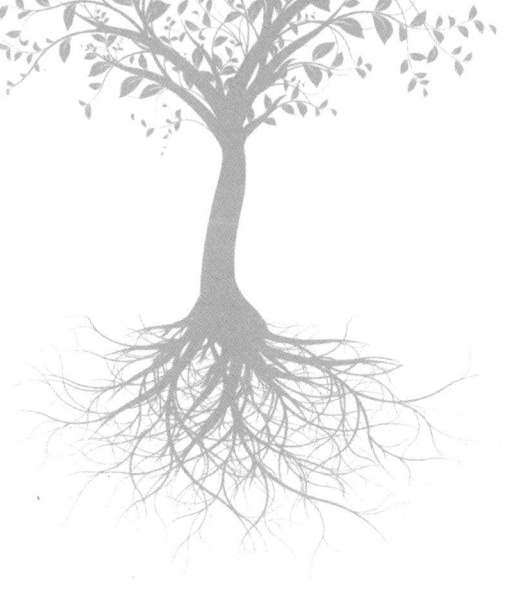

Ganzheitliche Unterstützung für Angehörige und Freunde

Der ganzheitliche Ansatz betrachtet Körper, Geist und Seele als Einheit. Als Angehöriger oder Freund ist es für Sie wichtig, auch die eigene Stressverarbeitung zu hinterfragen und Selbstfürsorge ernst zu nehmen. Zahlreiche Übungen und Möglichkeiten können Sie dabei unterstützen, gestärkt und ausgeglichen Ihren Alltag zu bewältigen. Eine Auswahl soll Ihnen die weitere Entscheidung erleichtern, was Sie selbst präventiv für sich tun können. Picken Sie sich das heraus, was für Sie praktikabel erscheint oder bei dem Sie nach einigem Ausprobieren spüren: „Ja, das tut mir gut." Alle Empfehlungen lassen sich mühelos in den Alltag integrieren.

Manches davon wird nicht nach ein- oder zweimal Anwendung Wirkung entfalten – geben Sie sich hier die Chance, über einen Zeitraum von ein oder zwei Wochen, am besten täglich, dranzubleiben, um die Auswirkungen auf Ihr Wohlbefinden, auf Ihr Stresserleben, auf Ihren Schlaf, auf Ihre innere Ausgeglichenheit realistischer einschätzen zu können. Auch die Burnout-Betroffenen in Ihrem Umfeld werden bemerken, dass Sie etwas für sich tun. So werden Sie zum Vorbild ohne erhobenen Zeigefinger, bieten Anregung und können hier und da womöglich eine Einladung aussprechen, mitzumachen.

Wie Sie sich im Alltag stärken können

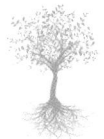

I hr Alltag ist das entscheidende Element, das Sie stärken kann. Das jeden Tag zur Verfügung steht. Verschieben Sie Erholung, Freude und das gute Buch nicht ausschließlich auf den nächsten Urlaub.

Tagesstruktur aufbauen

Leben ist Rhythmus. Im Außen erleben Sie den Wechsel von Tag und Nacht, die Jahreszeiten, Wärme und Kälte als strukturierende Elemente. Der Körper funktioniert in einem Wechselspiel von Anspannung und Entspannung. Hirnwellen, Herzfrequenz, Atmung, Blinzeln – alles ist durchzogen von Rhythmus. Den Tagesablauf zu rhythmisieren, hat positive Auswirkungen auf unser Nervengerüst und unsere Leistungsfähigkeit. Der Aufbau einer guten Tagesstruktur ist eine wesentliche Grundlage hierzu. Planen Sie bewusst Pausen ein. Routinen erleichtern die Erledigung anstehender Aufgaben und bringen Ruhe in den Geist. Beobachten oder notieren Sie, zu welchen Tageszeiten Sie am ehesten unter Druck kommen. Überlegen Sie dann, wie Sie Ihren Tag probehalber verändern könnten. Dabei ist es nicht nötig, alles auf einmal umzukrempeln. Wählen Sie pro Woche eine Situation aus, z. B.: „Ich starte meistens hektisch in den Tag und renne zur S-Bahn", und überlegen Sie sich, welche Veränderung hier Abhilfe schaffen könnte. Zum Beispiel: „Ich verändere meine Morgenroutine. Es ist mir wichtig, am frühen Morgen in Ruhe etwas Warmes zu trinken und etwas Zeit für mich zu haben. Dafür bin ich bereit, zehn Minuten früher aufzustehen und in dieser Zeit mein Handy noch ausgeschaltet zu lassen."

Ich empfehle Ihnen, diesen neuen Ablauf eine Woche durchzuhalten, bevor Sie Bilanz ziehen und entscheiden, ob das ein guter Versuch war oder nicht. Fällt das Ergebnis positiv aus, kann sich hieraus eine neue Routine für Sie und Ihre Angehörigen entwickeln. Im umgekehrten Fall probieren Sie spielerisch eine neue Möglichkeit aus.

Pausen machen

Durch den Tagesablauf begleitet Sie als treuer Begleiter und Lebensspender der Atem. Auf die Einatmung folgt die Ausatmung nicht unmittelbar. Wenn Sie Ihren Atem genau beobachten, ist da eine kleine Pause dazwischen. Pausen gehören – ähnlich wie eine gute Tagesstruktur – wesentlich dazu, wenn es darum geht, uns gesund und seelisch ausgeglichen zu erhalten.

7 BESTANDTEILE EINER GUTEN TAGES-STRUKTUR

▶ *Gehen Sie morgens kurz im Kopf oder auf Papier die Dinge durch, die heute anstehen, und legen Sie eine sinnvolle Reihenfolge fest.*

▶ *Überprüfen Sie die anstehenden Tagesaufgaben auf Machbarkeit und priorisieren Sie.*

▶ *Rhythmisieren Sie Ihren Tag: Aktivitätsphasen werden untertags von kleinen Erholungsphasen abgelöst.*

▶ *Bauen Sie Routinen ein in Ihren Tag, das ist z. B. die Stille am Morgen oder der kleine Spaziergang nach Feierabend.*

▶ *Planen Sie feste Essenszeiten ein.*

▶ *Planen Sie auf der Sollseite Ihrer Woche nicht nur, was erledigt werden muss – integrieren Sie auf der Habenseite Bewegung, frische Luft, Freunde treffen und Aktivitäten, die Ihnen Freude bereiten.*

▶ *Planen Sie genügend Schlafenszeit ein. Wenn Sie wissen, wann Sie am nächsten Morgen aufstehen müssen, achten Sie auf die entsprechende Ruhezeit dazwischen.*

Häufig entsteht der Eindruck, zu wenig Zeit zu haben. Da sind viele Dinge, die zu erledigen sind, und der Druck, möglichst vieles in dem Tag unterzubringen, stellt sich schnell ein. Wichtig ist es, über den Tag verteilt immer mal wieder kleine und ein oder zwei größere Pausen einzubauen. Auch wenn es zunächst schwerfällt und ungewohnt ist, stellt das Pauseneinlegen eine der wirksamsten präventiven Maßnahmen gegen Stressüberlastung dar.

Unser Gehirn kann maximal 60 Minuten konzentrierte Höchstleistung vollbringen, brauchte dann eine kleine Pause, um anschließend die nächste Konzentrationsphase absolvieren zu können.

Mit diesem Wissen ist es sogar ein Gebot, eine kurze Erfrischungseinheit für unseren Geist einzubauen, um effektiv weiterarbeiten zu können. Überlegen Sie sich, wie solche Pausen aussehen könnten und wann sie im Tagesverlauf Sinn ergeben.

IDEEN FÜR KLEINE PAUSEN ZWISCHENDURCH BEI PC-ARBEIT

- Aufstehen, strecken und gähnen, aus dem Fenster sehen.
- Augen einige Minuten schließen, mit den Handinnenflächen bedecken und im Dunkeln verweilen.
- Wasser trinken und anschließend eine der nachfolgenden Übungen machen.
- Lüften, kurz aus dem Zimmer gehen.

Planen Sie bewusst Pausen ein. Ihr Gehirn und Ihr Körper erhalten dadurch die Möglichkeit, sich zu regenerieren. Gerade wenn es hektisch wird oder sich Ereignisse zu überschlagen drohen, ist es ein enormer Zugewinn, sich kurz – schon zwei Minuten sind wertvoll – aus dem Alltagsgeschehen herauszunehmen und nach innen zu spüren.

Digitales Detox

Die Klarheit, die Sie brauchen, um mit Belastung umzugehen, konzentriert arbeiten und Pausen effektiv nutzen zu können, wird durch Unterbrechungen und Abgelenktsein durch digitale Medien akut gefährdet. Digitale Nutzungsmöglichkeiten fragmentieren den Alltag, die Freizeit und die Arbeit. Durch Smartphone, WhatsApp & Co. mutet man seinem Gehirn zu, ständig von einem Thema zum anderen zu wechseln. Durch die hochfrequente Nutzung gerät man unter Stress und raubt seinem Geist die Pausen, die er so dringend benötigt. Die vielen Unterbrechungen in immer kürzere Sinneinheiten erschweren, sich auf eine Sache zu konzentrieren.

Manche befinden sich in digitaler Daueralarmbereitschaft. Langfristig macht das matt, müde und zerstreut. Zudem bleibt Ihrem Freund oder Angehörigen nicht verborgen, dass die Aufmerksamkeit nicht ihm allein gehört, wenn Sie im Gespräch vom Signalton Ihres Handys unterbrochen werden. Und umgekehrt leiden Sie als Angehöriger eines Burnout-Betroffenen sehr wahrscheinlich darunter, dass der andere die Arbeit mit nach Hause trägt und meint, er müsste ständig rufbereit sein.

VORSCHLÄGE FÜR EINE DIGITALE ENTGIFTUNGSKUR

- Überdenken Sie Ihr eigenes Nutzungsverhalten untertags und am Feierabend.
- Schaffen Sie sich störungsfreie Zeiträume, z. B. durch Flugmodus aktivieren, Smartphone in der Tasche lassen, Nutzungszeiten-Apps installieren.
- Legen Sie Situationen oder Orte fest, an denen Sie das Smartphone nicht nutzen, z. B. bei Mahlzeiten, im Bett.
- Deaktivieren Sie Push-Benachrichtigungen.
- Besprechen Sie sich mit Ihren Freunden und Verwandten dahingehend, dass Mitteilungen nicht sofort beantwortet werden müssen.
- Lassen Sie die Geräte sein, wozu sie erschaffen wurden: Ihnen zu dienen und zu nutzen.

Auch hier gilt: Probieren Sie in Varianten aus, was für Sie möglich ist. Lassen Sie anschließend das experimentelle Stadium bei Erfolg gern in eine Gewohnheit übergehen. Seien Sie sich Ihrer Vorbildfunktion bewusst.

Holen Sie sich Energiekicks für zwischendurch

Im Tagesablauf gibt es diese Momente, in denen Sie einfach ein bisschen mehr Energie gebrauchen könnten. Wo Sie sich körperlich schlapp fühlen oder emotional ausgelaugt sind von dem Geschehen um Sie herum. Vielleicht ist Ihre erste Wahl üblicherweise, sich mit einem Kaffee oder anregenden Tee wieder diese Frische und Konzentrationsfähigkeit zurückzuholen, die Sie gerade brauchen. Ich stelle Ihnen Alternativen vor, die Sie ausprobieren und nutzen können. Wenden Sie diese Übungen bitte in einem angemessenen Verhältnis im Tagesablauf an – in dem Bewusstsein, dass gerade der Wechsel von Aktivität und Entspannung wesentlich für unser Wohlbefinden ist und es nicht ausschließlich darum gehen sollte, sich mehr Energie für noch mehr Aktivität zu holen.

Atem-Espresso

Die wesentliche Energieversorgung geschieht durch die Atmung. Gezieltes Atmen ermöglicht Ihnen ein Plus an Energie im Tagesablauf. Besonders wohltuend ist es, wenn Sie die Atem-Espresso-Übung draußen durchführen. Vielleicht haben Sie einen kleinen Balkon im Büro, gehen kurz raus in der Mittagspause oder öffnen einmal weit das Fenster. Stehen Sie aufrecht oder setzen Sie sich so auf den vorderen Bereich eines Stuhls, dass Ihr Rücken gerade und nicht angelehnt ist. Während der kompletten Übung atmen Sie ausschließlich durch die Nase. Schließen Sie die Augen oder halten Sie sie geöffnet und nehmen kurz wahr, wie Ihr Atem im Moment fließt, wo er im Körper hingelangt – ob auch der Bauch beatmet wird oder nur der obere Bereich des Brustkorbs.

Sobald Sie diese Aufmerksamkeit für Ihre Atmung haben, üben Sie drei Mal, die Einatmung unten im Bauch beginnen zu lassen (die Bauchdecke wölbt sich nach außen) und die Atemluft dann weiter aufsteigen zu lassen, bis sie auch Ihren Brustkorb ganz oben bei den Schlüsselbeinen ausfüllt. Jeweils wieder tief ausatmen: Beginnend oben im Körper drücken Sie die Atemluft nach unten mit Hilfe der Bauchmuskulatur aus, bis auch der Bauchraum ganz geleert ist.

Nun kommt der Atem-Espresso: Sie beginnen wieder durch die Nase mit der Einatmung – der untere Bauch wölbt sich ein wenig nach außen, und dann, auf halbem Weg nach oben, legen Sie eine winzige Pause ein, einen Halt, um sogleich noch einmal und noch tiefer einzuatmen bis unter die Schlüsselbeine. Beobachten Sie, wie bei diesem zweiten Teil der Einatmung Ihre Haltung noch gerader wird und die Schulterblätter nach hinten unten ziehen. Kurze Pause in der Atemfülle, Luft anhalten und dann ein tiefes Ausatmen in einem Atemzug, beginnend oben bis ganz unten. Kurze Pause und wieder dieses Einatmen in zwei Stufen, Pause in der Atemfülle, gefolgt von langem Ausatmen. Wiederholen Sie dies insgesamt drei Mal.

Beachten Sie: Sie möchten sich zwar Energie holen und atmen tief viel Luft ein – mindestens genauso wichtig ist hier aber das Ausatmen. Forcieren Sie dieses Ausatmen und stoßen dabei mehr Luft aus als üblich. Stellen Sie sich vor, wie Sie nur durch das Loslassen von Verbrauchtem Lebensenergie einströmen lassen können. Wenn Sie drei oder mehrere Male das stufenweise Einatmen und das tiefe Ausatmen in einer durchgehenden Bewegung wiederholt haben, bleiben Sie noch einen Moment in dieser Steh- oder Sitzposition und nehmen wahr, wie gut Sie nun mit Atemluft versorgt sind, wie das Denken klarer wird und die Anspannung im Körper weicht. Genießen Sie diese Frische, die Sie sich gerade gegeben haben.

Übungen aus der Kinesiologie

Die Kinesiologie hält ein breites Spektrum an Stress-Löse-Techniken parat, kennt aber auch viele Übungen, um sich mit einem Plus an Energie zu versorgen. Meist geht es dabei darum, Energie wieder gleichmäßig verteilt im Körper fließen zu lassen, wodurch wir uns frischer, aktiver und aufmerksamer fühlen.

NIERE 27 AKTIVIEREN

Stellen Sie sich locker hin und ertasten Sie mit beiden Händen die Schlüsselbeinknochen rechts und links der Mittellinie des oberen Teils des Brustkörpers. Zur Körpermitte hin enden die Schlüsselbeinknochen in rundlichen Gelenken – Sie spüren das als jeweils etwas dickeres Ende der beiden Schlüsselbeine. Auf diesen Verdickungen platzieren Sie jeweils drei Finger der linken und rechten Hand und massieren diese Stellen in kreisenden Bewegungen. Das regt die Akupunkturpunkte Niere 27 an und reaktiviert Energie im Nieren-Meridian. Bleiben Sie massierend so lange auf den Punkten, bis Sie sich frischer und aktiver wahrnehmen. Ein tiefer Atemzug zeigt Ihnen an, dass es nun gut ist und Sie die Akupunkturmassage beenden können.

ZENTRALGEFÄSS WEDELN

Stellen Sie sich vor, unmittelbar vor der Mittellinie Ihres Körpers wäre ein Energiekanal. Durch Ereignisse im Außen oder durch seelische Prozesse wird dieser Energiekanal hin und wieder in seiner Arbeit gestört. Unterstützen Sie ihn in seiner Fließrichtung, indem Sie sich locker hinstellen und beide Handflächen auf Höhe der Oberschenkel halten. Die Handinnenflächen zeigen nach oben Richtung Himmel, die Fingerspitzen berühren sich leicht. Nun beginnen Sie unmittelbar vor Ihrem Körper, beide Hände nach oben Richtung Mund zu ziehen, als wollten Sie Wasser schöpfen. Dort angekommen, ändern Sie die Ausrichtung der Hände und drehen die Handinnenflächen nach unten. Es folgt die Bewegung nach unten bis zur Ausgangsstellung – als wollten Sie etwas nach unten schieben Richtung Schambein.

Sind die Arme wieder durchgestreckt, drehen Sie die Handflächen und schöpfen Energie in der Aufwärtsbewegung nach oben. So verfahren Sie einige Male. Nehmen Sie gern den Atem dazu: tiefes Einatmen in der Bewegung nach oben, tiefes Ausatmen in der Bewegung nach unten. Die Übung endet unbedingt mit der Bewegung nach oben, bis Ihre Hände wieder auf Mundhöhe sind. Dann lassen Sie beide Arme einfach seitlich wieder sinken. Nehmen Sie wahr, wie Sie nun ein Stück weit klarer und zentrierter sind.

ÜBERKREUZBEWEGUNGEN

Wenn Sie sich erschöpft oder unkonzentriert fühlen, ist die Überkreuzbewegung eine weitere geeignete Übung, um sich zu erfrischen und wieder klarer denken zu können. Durch das Überkreuzmuster werden beide Gehirnhälften angesprochen und Energien im Körper angemessen verteilt. Im Stehen heben Sie gleichzeitig den linken Arm und das rechte Bein. Dann senken Sie beide Extremitäten wieder und heben sogleich den rechten Arm in die Höhe und das linke Bein. Wiederholen Sie dies mehrmals in kräftigen Bewegungen. Es ist wie ein übertriebenes Gehen auf der Stelle mit ausgeprägter Beteiligung der Arme. Atmen Sie gut.

Wie Sie sich durch Bewegung und Entspannung stärken

Auf Seite 34 wurde klar: Stresshormone werden in unseren Blutkreislauf ausgeschüttet, um uns diverse Hürden nehmen zu lassen. Erfolgt dann allerdings keine aktive Betätigung – der körperliche Angriff oder die wirkliche Flucht sind in unserer modernen Arbeitswelt eher selten, wenn nicht fehl am Platz –, verbleiben diese Stresshormone in unserem Körper. Hier gilt es, regelmäßig durch Bewegung einen Ausgleich zu schaffen und so den Abbau dieser Stresshormone zu unterstützen.

Martin

Der 43-jährige Martin kommt angespannt in die Praxis. Er ist etwas nervös, da er zum ersten Mal zu einer Therapeutin geht. Er hat seit einiger Zeit eine hohe körperliche Anspannung und kann seine Kräfte gerade nicht ausreichend nuanciert einsetzen: Beim Öffnen der Eingangstür reißt er fast die Tür aus den Angeln. Martin ist für drei Wochen krankgeschrieben worden, nachdem ihm am Arbeitsplatz manches zu viel wurde. Das Unternehmen, für das er arbeitet – ein Automobilzulieferer –, steht unter hohem Kosten- und Konkurrenzdruck und gibt das an die Mitarbeiter der Produktion weiter. Martin wird immer hektischer – auch bei durchschnittlichen Anforderungen. Trotz seiner Erschöpfung wacht er nachts oft auf und findet nicht zurück in den Schlaf. Schweißausbrüche und ein Zittern während der Arbeitszeit lassen ihn schließlich den Betriebsarzt aufsuchen, der eine Auszeit verordnet.

Zu Hause bemerkt Martin selbst, dass er ein Ventil braucht in der Zeit seiner Krankschreibung. Auf Nachfrage berichtet er, dass er in den letzten beiden Wochen mit dem Umbau der Terrasse begonnen habe. Er habe ein bisschen ein schlechtes Gewissen, sei er doch krankgeschrieben, um sich auszuruhen. Aber die Arbeit mit den Händen an der frischen Luft, im eigenen Rhythmus, ohne dass ihm jemand reinrede, habe einfach gutgetan.

Martin hat einen wichtigen Gesundungsfaktor für sich entdeckt: Er braucht Bewegung und er setzt das direkt für sich um. Er kommt ins Handeln. Auch wenn Sie nicht selbst Burnout-Betroffener sind: Wir alle haben Phasen, in denen Druck da ist und die körperliche Anspannung hoch. In denen wir die Schultern hochziehen, obwohl das in dieser Situation eigentlich nicht nötig ist, in denen wir die Zähne aufeinanderpressen oder den Atem nicht gleichmäßig fließen lassen. Es gibt jedoch Möglichkeiten, körperliche Anspannung durch Bewegung und Entspannung zu lösen und dadurch Stresshormone im Körper abzubauen. Bedenken Sie: So wie unser Körper uns aufzeigt, dass wir unter Stress stehen, können wir auch umgekehrt durch Entspannung des Körpers Signale der Ausgeglichenheit an unsere Seele senden.

Starke Körperspannung lösen

Nur durch den sinnvollen Wechsel von Anspannung und Entspannung gelingt unser Leben. Muskuläre Anspannung ist sinnvoll und absolut notwendig. Ohne sie könnten wir morgens nicht aus dem Bett aufstehen und unseren Tagesbeschäftigungen nachgehen. Das englische Wort „stress" ist ursprünglich wertfrei und bedeutet Spannung, Betonung. Belastend wird es, wenn wir dauerhaft ein Zuviel an Anspannung in uns tragen. Um unsere Einkäufe nach Hause zu bringen, müssen wir irgendwann die Einkaufstasche auch wieder loslassen. Und wenn wir abends entspannen wollen, ist es wichtig, den Körper zur Ruhe kommen zu lassen.

Jede Form von Bewegung, die Ihnen Freude bereitet, ist geeignet, um Körperspannung zu lösen. Das kann die Fahrt zur Arbeit mit dem Fahrrad, der Abendspaziergang in Ihrem Wohngebiet oder eine der nachfolgenden Übungen sein.

Wichtig ist die Umsetzung. Suchen Sie sich Bewegungseinheiten aus, die Sie gut in Ihren Alltag integrieren können. Lieber täglich eine Runde Bewegung als einmal wöchentlich die anspruchsvolle Sporteinheit. Kombinieren Sie gern verschiedene Möglichkeiten miteinander. Die folgenden drei ausgleichenden Übungen zur Lockerung von hoher Körperspannung können Sie jederzeit unkompliziert in Ihren Alltag einbauen:

SCHÜTTELN

Haben Sie schon einmal Hunde dabei beobachtet, wie die sich schütteln, wenn sie eine Auseinandersetzung oder ein irritierendes Erlebnis hatten? Die Tiere schütteln das stressige Ereignis ab. Menschen haben den Ausspruch: „Schüttle deine Sorgen ab." Im Gegensatz zum Tierreich kommt bei uns dieser natürliche Impuls in der Regel nicht von allein – wir können aber durch gezieltes aktives Schütteln unsere Körperspannung lösen und damit Stresshormone abbauen und meist auch unser Gedankenrad unterbrechen.

Nehmen Sie sich am Abend, bevor Sie es sich gemütlich machen, ein paar Minuten Zeit dafür. Vielleicht ist jetzt auch ein guter Moment, einen passenden Musiktitel abzuspielen. Beginnen Sie im Stehen zuerst mit lockeren Bewegungen einzelner Extremitäten – eines Armes, eines Beines. Stellen Sie sich vor: Dieser Arm und dieses Bein hätten ein Eigenleben. Nachdem Arme und Beine gut gelockert wurden, greift das Schütteln auf den ganzen Körper über: Auf die Hüften, den Oberkörper, Hals und Kopf, und schließlich schüttelt sich und bebt der ganze Körper. Wenn Sie genug haben, hören Sie nicht abrupt auf, sondern lassen die Bewegungen langsamer und allmählich vereinzelter werden, bis schließlich der ganze Körper sich wie ein Lot wieder einpendelt und zur Ruhe im Stehen kommt.

Bleiben Sie nun noch einen Moment in dieser Position, schließen die Augen, beruhigen den Atem und nehmen wahr, wie sich Ihr Körper nun anfühlt. Wie gut er bewegt wurde, wie er nun gut mit Sauerstoff versorgt ist und welche Freude Ihnen die Musik gemacht hat.

BEINE HOCH

Suchen Sie sich eine Wand oder ein Möbelstück, vor der oder dem Sie sich auf einen Teppich oder ein Handtuch hinlegen können. Rutschen Sie mit dem Gesäß so weit an die Wand, Ihren Kleider- oder Aktenschrank, dass Sie die Beine in einem relativ steilen Winkel nach oben bringen und anlehnen können. Diese Übung kommt zwar aus dem Yoga, darf hier aber gern mit nicht durchgestreckten Knien und ganz locker in der Form durchgeführt werden. Es soll sich gut und entspannt im unteren Rücken anfühlen, denn Sie bleiben ca. drei Minuten in dieser Haltung. Die Arme legen Sie dabei so ab, wie es Ihnen angenehm ist. Nach und nach wird sich Ihr Nervensystem in dieser Haltung beruhigen.

Die Übung ist also gut geeignet am Abend oder, falls Sie etwas Zeit für eine Mittagspause im Büro einplanen können, nutzen Sie sie gern auch untertags. Während Sie liegen, achten Sie auf Ihren Atem, wie er allmählich tiefer und gleichmäßiger verteilt wird. Ein tiefes Durchschnaufen zeigt Ihnen meist an, dass Sie lange genug in dieser Position waren. Zum Rauskommen winkeln Sie die Knie an und rollen sich zur Seite, so dass Sie auf alle viere kommen und langsam wieder aufstehen können.

Entspannter Kiefer

Unter Stress und Anspannung beißen Menschen gern die Zähne zusammen. Viele leiden unter nächtlichem Zähneknirschen und tagsüber unter Kiefer-, Kopf- und Nackenschmerzen. Ganz im Gegensatz zu der Aufforderung: „Beiß die Zähne zusammen!", die mancher vielleicht schon hören musste, möchte ich Sie einladen, immer mal wieder tagsüber zu beobachten, ob Sie die Zähne tatsächlich aufeinanderbeißen. Außer beim Sprechen oder Kauen sollten sich die Zähne im Unter- und Oberkiefer nicht berühren. Achten Sie darauf, von Zeit zu Zeit bewusst den Unterkiefer zu lockern. Das sendet Signale nach innen: Ich bin nicht angespannt.

Was Sie zusätzlich begleitend für ein entspanntes Kiefergelenk tun können:

- Bewegen und dehnen Sie hin und wieder im Tagesverlauf den Unterkiefer bewusst übertrieben nach links und rechts.
- Gähnen Sie mehrmals bzw. tun Sie so, als ob Sie gähnen würden.
- Reiben Sie beide Handinnenflächen rasch aneinander, so dass sie warm werden, und legen Sie die Handflächen rechts und links an ihren Kopf oberhalb der Ohren. Die Handballen kommen dabei an den Schläfen zu liegen, die Finger umgreifen den Hinterkopf. Damit Sie den Schul-

tergürtel nicht anstrengen, können Sie die Ellenbogen auf einen Tisch abstützen und den Kopf entspannt in die Hände ablegen. Einige Minuten verweilen.

• Öffnen Sie den Mund leicht und streichen – beginnend unterhalb der Ohren – mehrmals rechts und links die Halsmuskulatur kräftig von oben nach schräg unten mittig aus.

Progressive Muskelentspannung

Eine in ihrer Wirkung gut erforschte und bewährte Methode zur Muskelentspannung ist die „Progressive Muskelrelaxation" (PMR), die von Edmund Jacobson 1934 veröffentlicht wurde. Durch willentliches An- und Entspannen einzelner Muskelgruppen und das bewusste Wahrnehmen der unterschiedlichen Spannungszustände der bewegten Körperpartien erlernt der Anwender, gezielt muskuläre Entspannung herbeizuführen, wenn er dies braucht. Diese Relaxation setzt sich im Geist fort: Durch das achtsame und konzentrierte Üben beruhigen sich auch die Gedanken. Daher empfiehlt sich die Anwendung am Abend kurz vor dem Schlafengehen.

Die Progressive Muskelentspannung lebt in ihrer Wirkung von der Wiederholung. Kurse finden Sie in nahezu jeder Stadt – eine Möglichkeit ist auch, sich online zu informieren (siehe S. 121 f.).

Emotionalen Stress lösen

Wie werde ich zusätzlich die Anspannung des Tages los? Eventuell hatten Sie gerade eine Auseinandersetzung mit Ihrer Partnerin, der Kollege wollte heute so gar nicht auf Ihre Ratschläge eingehen, die Tochter hat eingeschnappt die Tür hinter sich zugeknallt und in Ihnen brodelt es nun gedanklich. Nutzen Sie hier die Stress-Löse-Reflexpunkte aus der Kinesiologie:

DIE STRESS-LÖSE-PUNKTE

Ziehen Sie sich einen Moment zurück. Stehen, sitzen oder liegen Sie und identifizieren Sie auf Ihrer Stirn zwei knöcherne Erhebungen (die Stirnbeinhöcker). Bei manchen Menschen sind diese deutlich ausgeprägt, andere tun sich vielleicht schwer, klar diese Erhebungen auszumachen, weil die Stirn flacher ist. Entweder halten Sie rechts und links mit jeweils zwei bis drei Fingern die gefundenen Stirnbeinhöcker, auf denen sich die Reflexpunkte befinden, oder Sie legen die Innenfläche einer Hand auf die gesamte Stirn, falls Sie sich nicht sicher sind, ob sie diese Reflexpunkte richtig lokalisiert haben. Lassen Sie Finger oder Handinnenfläche an Ort und Stelle.
Berühren Sie nur – massieren Sie nicht. Achten Sie auf Ihre Schultern, ob die durch das Heben der Hände hochgezogen und angespannt sind: Lassen Sie die Schultern locker. Achten Sie auch auf Ihren Atem und lassen Sie ihn möglichst

ruhiger werden und freier fließen. Gehen Sie dann in Gedanken noch einmal zu dem Ereignis, das Sie eben aufgewühlt hat. Welche Details fallen Ihnen auf der Sinnenebene ein: Wie hat sich Ihr Körper während des Geschehens gefühlt? Welcher Geruch war vorherrschend? Hatten Sie einen bestimmten Geschmack auf der Zunge? Wie hat sich Ihre Stimme dabei angehört? Welche Farben waren vorherrschend?

Halten Sie die Reflexpunkte so lange, bis sich Ihr Atem deutlich beruhigt hat und Sie auf der emotionalen und gedanklichen Ebene den Eindruck haben, nun nicht mehr so aufgewühlt zu sein und mit der Situation eigentlich ganz gut zurechtzukommen. Meist ergeben sich nun neue Anhaltspunkte und Gedanken, z. B.:

- „In Teilen hatte meine Partnerin schon recht."
- „Ah, jetzt sehe ich: Der Kollege war in Hektik, der hatte gar nicht die Ruhe, mir wirklich zuzuhören."
- „Meine Tochter wird sich wieder beruhigen. Falls überhaupt, sprechen wir nachher noch mal darüber."
- „Das war vielleicht gar nicht als persönliche Kritik gemeint, mein Chef hat mich nur auf weitere Möglichkeiten hingewiesen."

Nutzen Sie diese Stress-Löse-Reflexpunkte, wann immer Sie etwas aufgewühlt hat und Sie Ihre Gedanken beruhigen möchten oder um wieder klarer denken zu können.

SICH SELBST UMARMEN

„Eine innige Umarmung ist, als zöge man seine inneren Jalousien hoch, um die Sonne in sich reinzulassen."

(Peter E. Schuhmacher, 1941–2013, Aphoristiker und Publizist)

Ob Sie es sich eingestehen oder nicht: Häufig sehnen sich Menschen nach Auseinandersetzungen oder einem anstrengenden Tag danach, einmal in den Arm genommen zu werden. Leisten Sie hier Hilfe zur Selbsthilfe: Das Gehirn unterscheidet zunächst nicht, ob Sie sich selbst umarmen oder diese Umarmung von außen kommt. Wichtig ist, dass die Botschaft ankommt: „Ich werde umarmt." Stellen Sie sich mit lockeren Knien hin oder setzen Sie sich, ohne sich anzulehnen. Legen Sie den rechten Arm so unter den angehobenen linken Arm, dass die Fingerspitzen der rechten Hand Ihr linkes Schulterblatt berühren. Nun den linken Arm unter den rechten Ellenbogen, so dass die Fingerspitzen der linken Hand das rechte Schulterblatt berühren. Lassen Sie die Schultern dabei locker.

Schließen Sie die Augen und nehmen die Intensität und die Wärme dieser Berührung wahr, die Sie sich gerade selbst geben. Atmen Sie ruhig, gleichmäßig und tief. Ihr Nervensystem beginnt nun, sich zu beruhigen. Nach einigen Atemzügen wechseln Sie das Kreuz ihrer Arme, so dass nun der linke Arm der obere ist.

Waldbaden

Nicht erst seit jüngster Zeit populär: Menschen wissen um die wohltuende und ausgleichende Wirkung des Waldes und suchen ihn gern zur Erholung auf. „Waldbaden" hat inzwischen das Interesse der Forscher geweckt: Sie untersuchen die gesundheitsfördernde Wirkung des Waldes. Bäume und andere Pflanzen senden bioaktive Substanzen aus, sogenannte Terpene, die ein Spaziergänger im Wald über Atmung und Haut aufnimmt. Diese ätherischen Öle aus Blättern und anderen Pflanzenteilen sind in der Lage, unser Immunsystem zu stimulieren und Blutdruck und Puls zu senken. Studien zeigen auf, dass Waldspaziergänge im Vergleich zu Stadtspaziergängen vorn liegen beim Abbau von Stresshormonen, dass sich nachweislich der Blutzuckerspiegel während eines Spaziergangs durch den Wald verbessert, dass sich Atembeschwerden durch die mit Sauerstoff angereicherte und entzündungshemmende Luft lindern lassen und dass sich Angstgefühle reduzieren.

Beim Waldbaden geht es nicht darum, sportliche Höchstleistungen zu absolvieren und eine besonders lange Strecke zu Fuß zurückzulegen. Es geht darum, sich im Wald aufzuhalten. Machen Sie Pausen. Setzen Sie sich gern an einem schönen Platz hin. Haben Sie Wasser zum Trinken dabei. Bereits zwei Stunden pro Woche Aufenthalt im Wald hat eine nachhaltige Wirkung auf Körper, Seele und Geist.

Das kann der Wald für Sie tun:

- Alle Sinne werden angesprochen. Riechen und ertasten Sie den Wald. Entdecken Sie mit den Augen die verschiedenen Grüntöne. Lauschen Sie den verschiedenen Vogelstimmen oder dem Rascheln der Blätter im Wind.
- Grün wirkt sich positiv ausgleichend auf unser Herz-Kreislauf-System aus.
- Die Farbe Grün ist die Farbe der Mitte. Sie fördert Entspannung und Zufriedenheit, Hilfsbereitschaft, Ausdauer und Toleranz. Sie lässt Kräfte sammeln und fördert die Regeneration. Grün ist die Farbe des Lebens.
- Der Wald reduziert Lärm und gewährt eine Auszeit von Reizüberflutung.
- Stresshormone werden abgebaut, Atmung und Herzschlag beruhigen sich.
- Das Gehen auf federndem, abwechslungsreichem Untergrund stimuliert unser Nervensystem und reduziert zugleich körperliche Anspannung.
- Frische, sauerstoffangereicherte Luft ermöglicht lustvolles Durchatmen.

Hilfe durch gute Ernährung, Wasser und Heilpflanzen

„Der Mensch ist, was er isst."

(Ludwig Feuerbach, 1804–1872,
Philosoph und Anthropologe)

Gern vernachlässigen wir, was uns am nächsten ist. Unsere Nahrung, unsere Trinkgewohnheiten, unsere heimischen Pflanzen können einen wesentlichen Beitrag dazu leisten, dass wir uns gestärkt, ausgeglichen und stabil fühlen.

Nahrung, Nahrungsergänzungsmittel, Magnesium-Öl

Wenn Sie beruflich oder seelisch langfristig einer hohen Belastung ausgesetzt sind – und das sind Sie auch als Angehöriger eines kranken oder belasteten Menschen –, kann es sinnvoll sein, ärztlich Ihre ausreichende Versorgung mit Mineralien, Spurenelementen und Vitaminen abklären zu lassen. Als grundsätzlichen gemeinsamen Nenner empfehle ich Ihnen, möglichst naturbelassene und nicht weiter verarbeitete Lebensmittel zu sich zu nehmen. Prüfen Sie, was Ihnen guttut. Ob es am Abend tatsächlich der Salat ist oder eher eine warme Suppe. Ob die Kantine Ihnen die Möglichkeit einer gesunden Ernährung bietet oder ob Sie heute einer mitgebrachten Mahlzeit, die Ihren Bedürfnissen eher entspricht, den Vorzug geben.

Entschleunigen Sie: Das schnell verfügbare Essen ist nicht unbedingt das, was Ihnen guttut. Nehme ich mir die Zeit, mir oder dem anderen etwas zuzubereiten? Das hat viel mit Wertschätzung zu tun. Wertschätzung mir gegenüber und auch dem anderen gegenüber. Vielleicht stelle ich meiner Kollegin heute eine herrliche Obstauswahl auf den Tisch, bereite meinen Kindern eine gesunde Brotzeit für die Pause, frage meine Ehefrau, ob wir heute Abend gemeinsam und in Ruhe ein neues Rezept ausprobieren wollen. Und wenn Sie gerade dabei sind, dem anderen etwas Gutes zu tun – warum sich dann nicht selbst einen Obstsalat schnippeln, in ein Glas mit Deckel füllen und sich dann später in einer kleinen Verschnaufpause daran erfreuen? Das gemeinsame Mahl ermöglicht das In-Beziehung-Treten, das Zuhören.

Der Burnout-Betroffene wird sich vermutlich ungern Zeit nehmen zum Essen, wird wie viele Stressgeplagte abends und zwischendurch dem Heißhunger nach Salzigem oder Süßem folgen. Hier können Sie deutliche Zeichen setzen durch Information, eine gesunde, liebevoll bereitete Mahlzeit und Ihr eigenes Ess- und Einkaufsverhalten. Fragen Sie sich: Esse ich und bin in Gedanken eigentlich bei meiner Liste der Dinge, die ich noch erledigen sollte? Nutze ich meine Arbeitspause wirklich als Pause? Und kann ich vielleicht meine Kollegin durch einen freundlichen Wechsel des gemeinsamen Gesprächsstoffes anregen, um- oder abzuschalten? Welche Farbe hat das da vor mir auf dem Teller, welche Gerüche dringen zu mir durch? Habe ich mich in Ruhe hingesetzt oder bin ich eigentlich auf dem Sprung? Und was machen meine Schultern – dürfen die nun bei Tisch loslassen oder brauche ich sie hochgezogen und angespannt?

Es geht dabei um ein genussvolles Mahl, bei dem Sie mit allen Sinnen und Ihren Gedanken anwesend sind. Beachten Sie auch hier: Ermahnungen hören weder Sie gern noch Ihr Gegenüber. Agieren Sie durch Ihr Vorbild, durch freundliche Gesten und Einladungen.

Magnesium-Öl

Auch wenn kein nachgewiesener Magnesium-Mangel vorliegt, kann die äußerliche Anwendung von Magnesium-Öl Sie und Ihren Angehörigen unterstützen. Sie erhalten es von verschiedenen Herstellern in Apotheken und Drogerien. Magnesium-Öl trägt zwar das Suffix Öl im Namen, ist aber eine wässrige Magnesiumlösung, deren Aufnahme nicht über den Magen-Darm-Trakt erfolgt, sondern über die Haut. Eine Möglichkeit, die Lösung aufzutragen, ist, die Fußsohlen damit vor dem Schlafengehen einzureiben. Durch die Schweißdrüsen an dieser Körperzone ist zum einen die Aufnahme des Magnesiums wahrscheinlicher und zum anderen ist die Haut hier in der Regel unempfindlich gegenüber einem leichten Kribbeln, von dem wenige Anwender berichten.

WARUM MAGNESIUM-ÖL?

Magnesium ist ein lebensnotwendiges Spurenelement, das heute in der Nahrung in der Regel nicht mehr ausreichend vorhanden ist. Magnesium ist für die Muskeln und deren Funktion wesentlich und spielt im Körper dann eine wichtige Rolle, wenn es um den Energiestoffwechsel, um den Ausgleich von Müdigkeit oder Übermüdung geht, um psychische Belastbarkeit und um die Regulation der Erregungsleitung in den Nervenzellen.

Wissenschaftlich noch nicht durch klinische Tests nachgewiesen, aber von Ärzten, Heilpraktikern und Kinesiologen in seiner positiven Wirkung bestätigt, ist das Einreiben mit Magnesium-Öl eine wirksame präventive und begleitende Maßnahme zum Umgang mit Stress, bei Schlafstörungen, Stimmungsschwankungen, Burnout, Kopfschmerzen, Ängsten und Verspannungen. Besprechen Sie mit Ihrem Arzt, ob Sie persönlich, zusätzlich zu der äußeren Anwendung, Magnesium für einen bestimmten Zeitraum einnehmen sollten.

Warum Wasser trinken gut ist

*„Wasser ist unsere Hauptenergiequelle – es ist der ‚Cashflow'
des Körpers."*
  (Fereydoon Batmanghelidj, 1931–2004, Arzt und Autor)

Wasser ist die Grundlage des Lebens und doch wird sie zu
wenig beachtet. Ist man im Stress, stellt sich der Körper auf
die Anforderungen ein (vgl. S. 34). Vegetative Vorgänge wie
die Verdauung sind jetzt nicht so wichtig. Die Durchblutung konzentriert sich auf die Muskeln und Areale im Gehirn, die für die schnelle Stressreaktion zuständig sind. Mit
der Durchblutung findet auch eine Wasserumverteilung im
Körper statt. Blut, und auch unser Gewebe, besteht größ-
tenteils aus Wasser. Regelmäßig und ausreichend Wasser
zu trinken, ist generell wichtig: jeden Tag! Wenn Sie aber
unter Druck von außen stehen oder emotionalen Stress
haben, z. B. weil Sie in großer Sorge um Ihre Partnerin oder
Ihren Freund sind, die Zusatzbelastung eines kranken
Familienangehörigen haben oder gerade in der Phase des
Hausbaus sind und unter der finanziellen Belastung leiden,
kommt diesem Wassertrinken zusätzlich als gesunde
Selbstfürsorge eine immens wichtige Bedeutung zu.

Fragen Sie sich mehrmals am Tag: Habe ich in der letzten
Stunde Wasser getrunken? Gemeint ist dabei wirklich
Wasser, nicht Saftschorlen, Kräutertees, Kaffee oder ande-
res. Um Kaffee, Grün- oder Schwarztee und Alkohol zu ver-

stoffwechseln, braucht unser Körper zusätzlich Wasser. Diese Getränke „entziehen" also dem Körper sogar Wasser, und sind bei der zugeführten Flüssigkeitsbilanz eher mit einem Saldo zu verrechnen.

Wichtig ist eine ausreichende und regelmäßige, über den Tag verteilte Versorgung. Nur mit einer guten Wasserversorgung kann unser Körper und vor allem unser Gehirn

3 GOLDENE REGELN, SICH DAS WASSER-TRINKEN ZU ERLEICHTERN:

1. *Stellen Sie sich eine Karaffe Wasser auf den Tisch und überprüfen Sie z. B. zur Mittagszeit, ob Sie diese den Vormittag über geleert haben.*

2. *Nehmen Sie Wasser, das Ihnen schmeckt. Probieren Sie verschiedene Wässer und wählen Sie das aus, bei dem Sie am ehesten die Lust verspüren, das Glas zu leeren. Testen Sie Ihren individuellen Geschmack.*

3. *Helfen Sie anderen dabei, Wasser zu trinken! Ermuntern Sie Ihre Bürokollegen dazu, spendieren Sie Ihren Angestellten ein besonders leckeres Wasser, geben Sie Ihrem Kind eine schöne Flasche Wasser mit in die Schule und erinnern Sie es immer wieder, Wasser zu trinken, z. B. vor und während dem Hausaufgaben-machen.*

gut funktionieren und die Belastungen im Außen und Inneren abfedern. Zu Anfang braucht es vielleicht etwas Übung und Bewusstheit, sich immer wieder ans Trinken zu erinnern. Sie werden aber nach wenigen Wochen bemerken, wie Ihr ursprüngliches Durstgefühl wieder zurückkehrt.

Kräuterteerezepte

Seit Tausenden von Jahren wissen Menschen um die positiven Wirkungen von Tee aus Heilpflanzen. Diese können stärkend, beruhigend oder ausgleichend auf uns wirken. Ich stelle Ihnen drei Mischungen vor, deren getrocknete Zutaten Sie, gern in Bioqualität, einzeln beziehen und mischen können.

NERVENNAHRUNGSTEE

20 g Rosenwurz (Rhodiola rosea radix)
20 g Johanniskraut (Hypericum perforatum)
15 g Eisenkraut (Verbena officinalis)
15 g Lavendel (Lavandula officinalis)
15 g Zitronenmelisse (Melissa officinalis)

ENTSPANNUNGSTEE

30 g Zitronenmelisse (Melissa officinalis)
20 g Baldrian (Valeriana officinalis)
15 g Rosmarin (Rosmarinus officinalis)
15 g Lavendel (Lavandula officinalis)
10 g Ringelblumenblüten (Calendula officinalis)

SCHLAFWOHLTEE

20 g Hopfen (Humulus lupulus)
20 g Zitronenmelisse (Melissa officinalis)
20 g Baldrian (Valeriana officinalis)
15 g Rosenblüten (z. B. Rosa gallica)
10 g Schlüsselblume (Primula veris)

PRAKTISCHER TIPP: *Portionieren Sie einige Teeaufgussbeutel auf Vorrat – diese lassen sich gut mitnehmen und vor Ort aufgießen.*

Nachwort

Ich hoffe, Sie fühlen sich nun gut informiert und reich ausgestattet mit Handlungsmöglichkeiten. Der Weg, jemand anderen aus seiner Erkrankung zu begleiten, ist sicherlich nicht leicht. Ich wünsche Ihnen, dass Sie selbst sich dabei immer wieder stabilisieren und sich die Freude am Zusammensein mit Ihrem lieben Angehörigen oder Freund bewahren können. Vielleicht integrieren Sie durch die Lektüre den ein oder anderen gefundenen Schatz in Ihren Alltag. Das ist das Beste, was Sie zur Vorsorge für sich (und für Ihre Beziehung) tun können – etwas, das Sie aus der Erkrankung des anderen lernen und in Ihre Zukunft mitnehmen.

MEIN DANK gilt meinen Ausbildern und Lehrern im Leben, von denen ich so viel lernen durfte und darf. Auch die ausgezeichnete Unterstützung durch Verlag und Lektorat möchte ich hervorheben und dafür danken. Und schließlich danke ich allen Menschen, die mir in meiner Praxis ihr Vertrauen schenken und von denen auch ich täglich lernen kann.

Zu guter Letzt

Hilfreiche Adressen

(Online: Stand 2/2020)

- Ärzte- und Heilpraktiker-Suchplattform: www.jameda.de
- Informationen zum Alltag mit depressiv Erkrankten und Übungen zur Selbsthilfe:
  www.familiencoach-depression.de
- Bundesverband der Angehörigen psychisch kranker Menschen: http://www.bapk.de
- Burnout-Selbsthilfegruppen finden (unabhängige Plattform): www.burnout-selbsthilfe.de
- Die alternative Therapeutensuche Theralupa: Online-Datenbank: www.theralupa.de
- In den meisten größeren Städten gibt es den Sozialpsychiatrischen Dienst (auch mit Hausbesuchen).
  Telefonnummern finden Sie im Internet oder über die Telefonauskunft (11833).
- Progressive Muskelentspannung kostenlos herunterladen:
  www.tk.de/techniker/magazin/life-balance/aktiv-entspannen/progressive-muskelentspannung-zum-download-2021142

- Psychiatrische Kliniken finden:
  www.deutsche-depressionshilfe.de/depression-infos-
  und-hilfe/wo-finde-ich-hilfe/klinikadressen
- Psychosomatische Kliniken finden:
  www.klinikfinder-psychosomatik.de
- Therapeutensuche über die Kassenärztliche Vereinigung
  der Bundesländer: www.kbv.de
- Zum beruflichen Wiedereingliederungsverfahren:
  www.sozialblog.de/blog/2008/03/stufenweise-
  wiedereingliederung.html
  www.talentplus.de/in-beschaeftigung/betriebliches-
  eingliederungsmanagement/typische-massnahmen/
  stufenweise-wiedereingliederung/index.html
  https://de.wikipedia.org/wiki/Hamburger_Modell_
  (Rehabilitation)

Weiterführende Telefonnummern

(Stand 2/2020)

- Telefonseelsorge (24 Stunden): 0800 111 0 111 oder 0800 111 0 222
- Kinder- und Jugendtelefon „Nummer gegen Kummer" (Montag bis Freitag 15–19 Uhr): 0800 111 0 333 www.nummergegenkummer.de
- Sucht-Hotline (24 Stunden): +49 (0)89 28 28 22

Zum Weiterlesen

Batmanghelidj, Fereydoon: Sie sind nicht krank, Sie sind durstig! Heilung von innen mit Wasser und Salz, Kirchzarten: VAK 2016

Burisch, Matthias: Das Burnout-Syndrom. Theorie der inneren Erschöpfung – Zahlreiche Fallbeispiele – Hilfen zur Selbsthilfe, Berlin/Heidelberg: Springer 2014

Burisch, Matthias: Dr. Burischs Burnout-Kur – für alle Fälle. Anleitungen für ein gesundes Leben, Berlin/Heidelberg: Springer 2015

Epstein Rosen, Laura/Amador, Xavier F.: Wenn der Mensch, den du liebst, depressiv ist. Wie man Angehörigen oder Freunden hilft, Reinbek bei Hamburg: Rowohlt 2018

Färber, Susanna/Meyer, Axel: Aromaöle für die Hausapotheke: Naturdüfte kennen und richtig anwenden, Stuttgart: Nymphenburger 2016

Hendel, Barbara: Das Magnesium-Buch: Schlüsselmineral für unsere Gesundheit – Magnesiummangel rechtzeitig erkennen und behandeln, Kirchzarten: VAK 2016

Kaps, Manuela/Kornberger, Liane: Burnout durch Ayurveda vorbeugen. Ganzheitliche Empfehlungen für einen stressfreien Alltag, Petersberg: Via Nova 2015

Lindeiner, Jens von: Die Seele heilen mit HiQ: Hypnotherapie bei psychischen Erkrankungen und Traumatisierungen, Stuttgart: Nymphenburger 2020

Lukas, Elisabeth: Dein Leben ist deine Chance. Anregungen zu einer sinnvollen Lebensgestaltung, München/Zürich/Wien: Neue Stadt 2018

Schall, Rainer: Waldbaden mit allen Sinnen: Die Heilkraft der Natur erleben, Stuttgart: Franckh-Kosmos 2019

Schulte-Markwort, Michael: Burnout-Kids. Wie das Prinzip Leistung unsere Kinder überfordert, München: Knaur 2016

Überall, Florian/Überall, Andrea: Ess-Medizin. Das für dich richtige Essen ist die beste Medizin, Stuttgart: Nymphenburger 2015

Zenz, Diana: Aromatherapie für die Seele: Mit natürlichen Düften das eigene Selbst entfalten, Stuttgart: Nymphenburger 2020

Register

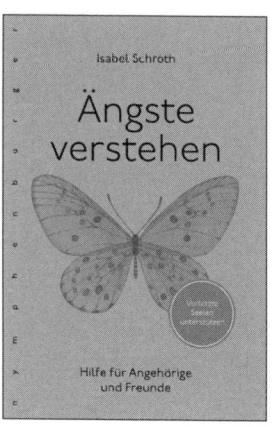

Hilfe für Körper, Seele und Geist

Partnern, Angehörigen und engen Freunden von Erkrankten hilft dieses Buch, mit der Thematik richtig umzugehen. Leicht verständlich und auf dem neuesten Stand der Forschung werden Charakteristik und Symptome erklärt und wie die Menschen im engsten Umfeld davon betroffen sind. Die ganzheitlichen Tipps bieten viele Anregungen, wie man sich selbst im Alltag helfen kann, von Verhaltensregeln über Tees und Aromaöle bis zu Meditationen.

Isabel Schroth
ÄNGSTE VERSTEHEN
128 Seiten · ISBN 978-3-485-03008-3
Auch als E-Book erhältlich

nymphenburger

nymphenburger-verlag.de

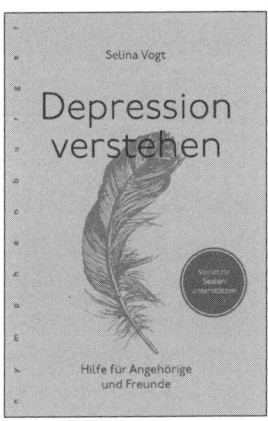

Hilfe für Körper, Seele und Geist

Partnern, Angehörigen und engen Freunden von Erkrankten hilft dieses Buch, mit der Thematik richtig umzugehen. Leicht verständlich und auf dem neuesten Stand der Forschung werden Charakteristik und Symptome erklärt und wie die Menschen im engsten Umfeld davon betroffen sind. Die ganzheitlichen Tipps bieten viele Anregungen, wie man sich selbst im Alltag helfen kann, von Verhaltensregeln über Tees und Aromaöle bis zu Meditationen.

Selina Vogt
DEPRESSION VERSTEHEN
128 Seiten · ISBN 978-3-485-03012-0
Auch als E-Book erhältlich

nymphenburger

nymphenburger-verlag.de

Impressum

Umschlaggestaltung von STUDIO LZ, Stuttgart unter Verwendung einer Farbzeichnung von AdobeStock/Olivier Le Moal.

Alle Angaben in diesem Buch erfolgen nach bestem Wissen und Gewissen. Sorgfalt bei der Umsetzung ist indes dennoch geboten. Der Verlag und die Autorin übernehmen keinerlei Haftung für Personen-, Sach- oder Vermögensschäden, die aus der Anwendung der vorgestellten Materialien, Methoden oder Informationen entstehen könnten.

Unser gesamtes Programm finden Sie unter **nymphenburger-verlag.de**

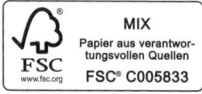

Gedruckt auf chlorfrei gebleichtem Papier

© 2020, nymphenburger in der
Franckh-Kosmos Verlags-GmbH & Co. KG, Stuttgart.
Alle Rechte vorbehalten
ISBN 978-3-485-03020-5
Projektleitung: Dr. Stefan Raps
Redaktion: Annette Ahlborn
Gestaltungskonzept: Wolfgang Heinzel
Satz: DOPPELPUNKT, Stuttgart
Produktion: Angela List
Druck und Bindung: Těšínská tiskárna, a. s.
Printed in The Czech Republic/Imprimé en République Tchèque